10 分钟中医保健家庭疗法系列丛书

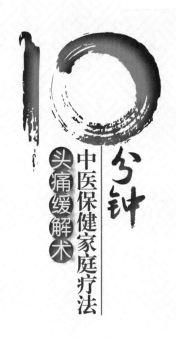

10 分钟中医保健家庭疗法

头痛缓解术

主 编 郭长青 王春久 谢汶姗

副主编 谢占国 沈喜萍

编 委 郭 妍 王 彤 舒 琦

　　　 杨 雪 陈烯琳 付昕怡

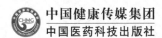

中国健康传媒集团
中国医药科技出版社

内 容 提 要

本书是《10分钟中医保健家庭疗法系列丛书》之一。全书共分为四章，分别介绍了头痛概述、头痛的常用疗法、常见头痛的10分钟缓解术、常见头痛辨证治疗的10分钟缓解术等内容，附录部分则介绍了治疗头痛的常用穴位简表、全身常用穴位图、常用耳穴图和人体足底反射区示意图等内容。各部分内容均力求简便易懂，高效实用，并配以精美的插图，以求形象直观，便于读者理解运用，希望能给大众日常保健治疗提供指导，帮助头痛人群缓解病痛。

图书在版编目（CIP）数据

10分钟中医保健家庭疗法头痛缓解术 / 郭长青，王春久，谢汶姗主编 .
— 北京：中国医药科技出版社，2020.4
（10分钟中医保健家庭疗法系列丛书）
ISBN 978-7-5214-1608-4

Ⅰ.①1… Ⅱ.①郭… ②王… ③谢… Ⅲ.①头痛—针灸疗法 ②头痛—推拿 Ⅳ.① R246.6 ② R244.15

中国版本图书馆 CIP 数据核字（2020）第 026529 号

美术编辑　陈君杞
版式设计　锋尚设计

出版　**中国健康传媒集团** | **中国医药科技出版社**
地址　北京市海淀区文慧园北路甲 22 号
邮编　100082
电话　发行：010-62227427　邮购：010-62236938
网址　www.cmstp.com
规格　710×1000mm　¹/₁₆
印张　17¹/₂
字数　224 千字
版次　2020 年 4 月第 1 版
印次　2020 年 4 月第 1 次印刷
印刷　三河市万龙印装有限公司
经销　全国各地新华书店
书号　ISBN 978-7-5214-1608-4
定价　59.00 元

获取新书信息、投稿、为图书纠错，请扫码联系我们。

总　前　言

随着社会的日益进步和人们工作生活节奏的加快，人们的生活状态和疾病谱发生了很大变化。社会生产力的提高使人们的物质生活得到了极大满足，同时紧张的生活节奏和工作习惯也使人们产生一系列健康问题，比如慢性疲劳、头痛、腰痛、胃痛等。为了帮助现代人使用最少的时间科学合理地解决这些问题，我们特别组织有关专家编写了这套《10分钟中医保健家庭疗法系列丛书》。

本套丛书共6本，包括《10分钟中医保健家庭疗法美容术》《10分钟中医保健家庭疗法健脑术》《10分钟中医保健家庭疗法疲劳消除术》《10分钟中医保健家庭疗法头痛缓解术》《10分钟中医保健家庭疗法腰腿痛缓解术》《10分钟中医保健家庭疗法胃痛缓解术》。为了增强此套书的可读性、实用性，我们尽可能做到文字通俗易懂，方法简便实用，内容充实全面，希望对广大读者有所裨益。

郭长青

2019 年 10 月

编写说明

　　头痛是一种困扰现代人学习、工作、生活的一种常见病症。据国内一项调查数据显示：69% 的城市居民有头痛经历，45 岁以下人群的头痛发生率超过 70%，各年龄段头痛发生比例都超过半数。

　　为了帮助头痛人群尽快从病痛中解脱出来，根据现代生活节奏快的特点，我们组织有关专家整理收集一些简单实用、操作简便且疗效较好的头痛治疗方法奉献给大家，希望能给大家的日常保健治疗提供指导和帮助。

　　本书是《10 分钟中医保健家庭疗法系列丛书》的其中一本，全书共分为四章，分别介绍了头痛概述、头痛的常用疗法、各常见头痛的 10 分钟缓解术和常见头痛辩证治疗头痛的 10 分钟缓解术等内容，附录部分则介绍了治疗头痛的常用穴位简表、全身常用穴位图、常用耳穴图和人体足底反射区示意图等内容。各部分内容均力求简便易懂，高效实用，并配以精美的插图，以求形象直观，便于读者理解运用。

郭长青

2019 年 10 月

目　录

Contents

第四章　常见头痛辨证治疗的10分钟缓解术　　201

Chapter
{ 4 }

附　录

Appendix

Chapter
{1}

头痛概述

　　头痛是日常生活中经常遇到的一种病症，也是许多疾病的一种常见症状。在神经系统疾患中尤为多见。国外曾有人对4634名健康人进行调查，其中64.8%的人曾发生过头痛。国内也曾有人在神经科门诊中做过统计，发现因单纯性头痛来求诊的患者占40%，作为神经衰弱症状之一就诊的占50%，两者相加，竟达门诊患者的90%以上，可见头痛的发生率是很高的，也可以说一生完全没有发生过头痛的人是极为罕见的。

　　既然头痛的发生如此普遍，头痛又一直在威胁着人们的健康，影响到人们的日常工作、学习和生活，那么如何使头痛患者尽快做出正确的诊断，并让患者了解恰当的处理方法，进行必要的自我调治，这就显得十分重要了。

第一节 头痛的解剖生理学基础

头痛一般是指头部上半部自眼眶以上至枕下区的范围内发生的疼痛。头痛像身体其他部位疼痛的发生过程一样，大多数头痛是由于头颅的疼痛感受器受到某种致痛因素（物理性的或化学性的）刺激，产生异常神经冲动，经痛觉传导道路传递到大脑皮质，进行分析，产生痛觉。但也有例外，如抑郁症的头痛，就纯系患者本身的主观体验。

头颅的各种组织因含有痛觉感受器的多少和性质的不同，而分成为对疼痛敏感与不敏感两类。头痛主要发生于头部敏感组织。

一、头部的致痛结构

（一）颅外部分

颅外的各种结构如头皮、皮下组织、肌肉、帽状腱膜、骨膜以及血管、肌肉和末梢神经等，均对疼痛较为敏感，其中以颅外动脉、肌肉和末梢神经最为敏感，是造成头痛的主要结构。

1 颅外动脉

颅外动脉的机械刺激可产生疼痛，这是血管源性头痛的重要原因。（图1-1）

头面部的动脉分布是很丰富的。在前额部有发源自颈内动脉的滑车上动脉和眶上动脉；在颞部和枕部有发源自颈外动脉的颞

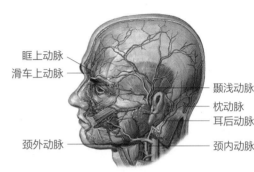

眶上动脉
滑车上动脉
颞浅动脉
枕动脉
耳后动脉
颈外动脉
颈内动脉

图 1-1 颅外动脉

浅动脉、耳后动脉及枕动脉。这些血管对血管内腔的扩张、管壁的牵拉和扭转极为敏感，其中以颞浅动脉、枕动脉和耳后动脉痛感最敏锐，而颈内动脉发源的滑车上动脉和眶上动脉次之。任何原因引起的上述动脉的扩张、搏动振幅加大和牵拉及扭曲，均能造成该血管所在部位的搏动性疼痛，如偏头痛。

② 颅外肌肉

颅外的头颈部肌肉持续地收缩和血流受阻，会引起各种代谢产物堆积，释放出"致痛物质"而产生头痛，如肌紧张性头痛。

经常造成头痛的肌肉有：位于头部两侧颞窝内的颞肌；位于项部深层的头半棘肌、头最长肌、颈髂肋肌及枕下肌群（头上斜肌、头后大直肌、头后小直肌、头下斜肌）；位于项部中层的头夹肌和颈夹肌；位于浅层的斜方肌、肩胛提肌和菱形肌等。（图1-2～图1-4）

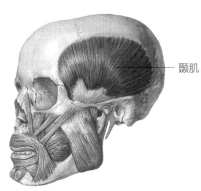

图1-2 颞肌

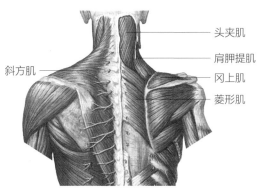

图1-3 头颈部浅层肌肉

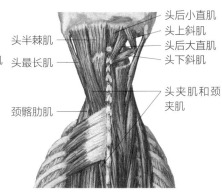

图1-4 头颈部深层肌肉

③ 颅外末梢神经

分布于颅外的末梢神经对疼痛也十分敏感，若受到刺激可产生深部放射痛，常被患者自觉为头痛。当然由于末梢神经引起的头痛并不单纯是神经放射疼，因为长期的疼痛可引起颅外肌肉的持续收缩，同时引起"继发性肌收缩性头痛"。临床上常造成头痛的神经有：三叉神经、枕大神经、枕小神经和耳大神经等。

④ 头颅骨膜

造成疼痛的程度因部位而异，如头顶部的骨膜几乎无痛感，而颅底部骨膜对疼痛极为敏感。

（二）颅内部分

颅内各结构中对疼痛敏感的主要是硬脑膜、血管和颅神经。

① 硬脑膜	硬脑膜对疼痛的敏感程度因部位而异。 颅顶部的硬脑膜除了在硬膜动脉两旁5毫米以内的部分和静脉窦边缘部分以外，痛感迟钝；颅底部对疼痛比较敏感；前颅凹底部硬膜以嗅球窝（筛板）处最敏感；中颅凹底部硬膜痛感比较迟钝；后颅凹底部沿横窦、乙状窦两边的硬脑膜痛感较敏锐。	
② 颅内血管	硬脑膜动脉比较硬脑膜对痛觉感受敏锐，以脑膜中动脉最为敏感。	
③ 颅神经根	如三叉神经、面神经、吞咽神经、迷走神经在颅内的根丝受到刺激和牵扯时会出现痛感。	
④ 蛛网膜	除在脑底的大血管周围部分蛛网膜有痛感之外，几乎不感受痛觉。	

二、颅内外结构疼痛的发生

上述的各种疼痛组织发生下列变化时，就会出现各种形式及不同部位的头痛。

（一）血管被牵引、伸展或移位

颅内血管的牵引或移位时出现头痛，叫作牵引性头痛，主要常见下列三种情况：

1 颅内占位性病变

脑肿瘤、血肿、脓肿等。

2 颅内压增高

脑水肿、脑积水、静脉窦血栓、脑肿瘤或脑囊虫压迫堵塞，影响脑脊液循环等。

3 颅内压降低

腰穿或腰麻后，由于脑脊液流出较多，颅内压降低，使颅内静脉窦及静脉扩张或牵引而引起头痛。

（二）血管扩张

各种原因引起颅内、颅外动脉扩张时可以引起头痛。例如颅内或颅外急性感染时，病原体毒素可以引起动脉扩张，代谢性疾病如低血糖、缺氧时，中毒性疾病如一氧化碳中毒、酒精中毒等，或脑外伤、癫痫、急性突发性血压升高等，都是引起血管扩张产生头痛的原因。

（三）脑膜受刺激

颅内炎症性渗出物（如脑膜炎）或出血性疾病的血液刺激脑膜（如蛛网膜

下腔出血），因脑膜受刺激或脑水肿牵引脑膜而发生头痛。

（四）头颈部肌肉收缩

由于头颈部肌肉收缩引起的头痛，叫作肌收缩性头痛。引起头颈部肌肉收缩分为两类：

1 原发性

原因不明。称此类为紧张性头痛，头部肌肉因紧张而持久的收缩。

2 症状性

由于颈部疾病引起反射性颈肌收缩，如颈椎骨性关节痛、颈部外伤或颈椎间盘病变等。

（五）神经刺激或病损

颅神经、颈神经炎症（如三叉神经炎、枕神经炎等）或压迫性病变（如肿瘤压迫），或颅神经刺激性病变（如三叉神经痛等），均可使神经受到刺激或牵拉，引起头痛。

（六）放射性头痛（或牵涉性头痛）

眼、耳、鼻、鼻旁窦、牙齿及颈部等处的病变，可扩散或反射到头部和面部，产生头痛。

（七）心因性头痛

由于精神因素产生头痛，如神经症性头痛、癔症性头痛等。

第二节 头痛的诊断

头痛的原因很多，头痛的特点与有关因素又极复杂。为了及时找出头痛的原因并做出正确诊断，得到恰当治疗，应注意下列诸点。

（一）头痛发生的速度

急性突发性头痛而不伴有发热，但伴有恶心、呕吐及意识障碍者，多数为神经系统疾患，如脑血管疾患等。偏头痛也属于急性突发性头痛。急性头痛伴有发热者，常见于急性感染性疾患。头痛缓慢发生且逐渐进行性增重，伴有颅内压增高症患者，可能是颅内占位性病变或感染中毒性疾患。缓慢发生的头痛，不伴有颅内压增高者，见于肌紧张性头痛、各种病灶性头痛等。

（二）头痛产生的部位

头痛的部位对病灶诊断仅有参考价值。一般颅外病变头痛多与病灶一致，或位于病灶附近，如眼源性、鼻源性和齿源性头痛。头颅深部病变或颅内病变时，头痛部位与病变部位不一定符合。急性感染性疾病引起的头痛呈全头痛、弥散痛，很少呈放射性。颈部剧烈疼痛伴有颈部强直者，多见于蛛网膜下腔出血、脑膜炎、急性颈肌炎等。头痛的部位对病变定性与定位有参考价值。头痛的部位与疾病的可能关系如下表所示：

部位	疾患
全头痛	脑肿瘤、紧张性头痛、低颅压性头痛、感染性头痛
偏头痛	血管性偏头痛，耳源性、鼻旁窦炎性、牙源性头痛
前头痛	后颅窝肿痛、鼻旁窦炎性头痛、三叉神经炎、小脑幕上肿瘤

部位	疾患
眼部（一侧或两侧）	颅内压增高、青光眼、CO中毒性头痛、三叉神经痛
头顶部	非特异性头痛
偏头部	紧张性头痛、高血压头痛、颞动脉炎，牙源性、耳源性头痛
后头，颈部	蛛网膜下腔出血、高血压头痛、颈性头痛、后颅窝肿瘤、枕大神经病、急性颈肌炎、肌挛缩性头痛

（三）头痛发生的时间、持续时间

头痛发生快、持续时间短者，多为功能性疾病，例如血管性偏头痛。慢性持续性头痛，以器质性病变引起者为多，如脑肿瘤、颅内压增高、硬膜下血肿，呈持续进展性头痛。

头痛出现的时间对诊断也是有帮助的。早晨头痛加重者，多为颅内占位病变、额窦炎、筛窦炎；三叉神经痛白天发生的较多。

头痛的持续时间在诊断上很重要。神经性头痛持续时间短，只有数秒或数十秒，如三叉神经痛；在2～3小时左右或1～2天者是偏头痛的特点；持续数日者见于耳源性、鼻旁窦源性、齿源性头痛或腰椎穿刺后头痛；神经官能性头痛可以成年累月连绵不断，随情绪或体内外因素而变化；持续进行性头痛是脑肿瘤、颅内压增高、硬膜下血肿的特点。

（四）头痛的程度

头痛的程度不能反映疾病的轻重，二者无平行关系。一般按头痛的强弱情况分为三种：剧烈头痛见于三叉神经痛、偏头痛、脑膜受刺激引起的头痛；中等度头痛见于脑肿瘤、慢性炎症等；眼源性、鼻源性、齿源性头痛可为轻度或中等度。

（五）头痛的性质

有时根据头痛的性质可以得到诊断的线索。例如发作性电击样剧痛，多为三叉神经痛，咽后部发作疼痛向耳及后枕部放散为舌咽神经痛的特点；搏动性跳痛常见于血管性头痛、高血压、感染性疾病等。但在临床上大部分病例头痛性质变化无端，无特殊性，所以仅能作诊断上的参考。

（六）头痛的伴随症状

1 剧烈恶心、呕吐

常为颅内压增高的征兆，多见于肿瘤或脑膜炎。突发性头痛伴有恶心、呕吐，吐后头痛缓解者可见于偏头痛。

2 伴有明显的眩晕

多见于后颅窝病变。如小脑肿瘤、椎基底动脉供血不全、小脑脓肿（耳源性）等。

3 体位变化时头痛加重

头处于某种位置时出现头痛加重或出现意识障碍者见于第三脑室附近肿瘤，或脑室内肿瘤等。

4 伴有视力障碍及其他眼部症状

部分眼源性头痛（如青光眼）、脑肿瘤患者，可以有短暂的视力减退或视力模糊；偏头痛发作前，多有视觉先兆（如闪烁性暗点、偏盲等）。出现复视伴有呕吐时，应高度怀疑脑肿瘤，如同时伴有发热，则应考虑脑膜炎的可能；伴有眼底乳头水肿或出血，可为脑肿瘤或高血压性脑病等。

5 精神症状

在病程早期出现精神症状的意义较大，如早期出现淡漠或欣快，可能为额叶肿瘤或神经梅毒。

6 自主神经症状

头痛时常常伴有面色苍白、多汗、心悸、呕吐、腹泻等自主神经症状者，多见于偏头痛或不典型的梅尼埃病等。

（七）头痛诱发、增重与缓解的因素

头痛可由于某些因素而诱发、加重或减轻。如咳嗽常使脑肿瘤、颅内压增高之头痛加重；直立位可使腰穿后、颈肌紧张性头痛加重；压迫颈、额部动脉或颈总动脉可使高血压性头痛或血管性头痛减轻。

（八）头痛的治疗效果

头痛对治疗的反应如何也有助于诊断。如高血压性头痛血压下降后减轻，颅内压增高性头痛应用脱水剂后缓解等。

（九）头痛的必要检查

除了必须进行神经系统的检查之外，还应着重作下列检查：

1 一般物理学检查	如测血压、血液化验、头颅部压痛、颈部运动、颞动脉压痛等。
2 特殊检查	X线检查（头颅、颈椎X线摄影、脑血管造影、气脑造影）、同位素脑扫描、脑CT、脑脊液检查、脑电图等，这些检查对头痛的病因诊断都很重要，故应根据分析选择必要的项目进行。

第三节 头痛的中医辨证

一、头痛的病因

中医认为，头居人体的最高部位，为清阳之府，诸阳之会，又为髓海之所在，其正常的生理活动要求经络通畅，气血供应正常。使髓海得以滋养。如果机体遭受六淫之邪（风、寒、暑、湿、燥、火）的侵袭以及各种内脏病变的干扰，都可以直接或间接地影响头部而导致头痛。细探其病因，虽形形色色，变化繁杂，但总不外"外感"与"内伤"两大类。

（一）外感头痛

这类头痛多因起居不慎，感受六淫邪气所致。我们知道，风、寒、暑、湿、燥、火本是四季气候的一种正常变化，如春季多风，夏季多暑热，秋季气候干燥，冬季气候寒冷，这在中医学上被称之为"六气"。但是，当非其时而有其气，或气候变化过于剧烈时，"六气"就变成了邪气，使人致病了，这时的"六气"被称之为"六淫"。中医学中把由于六淫的侵袭而产生的疾病，统称为外感疾病。

六淫之邪侵犯人体，固然都可使人发生头痛，但中医认为"高巅之上，唯风可到"，所以头痛一症的发生，往往以风邪的侵袭作为其主要的原因。特别是在机体抵抗力减退的情况下，风邪更能乘虚而入，从而引起经脉的滞涩或挛急，使头痛加剧。而且，六淫之邪不仅可以单独侵害人体，也可以两种或两种以上联合起来侵犯人体，使人体阴阳失衡而致病。如风挟寒邪入侵，寒邪停滞体内，使血液凝滞，经脉瘀阻，产生风寒头痛；风挟热邪入侵，火热上炎，使孔窍郁阻而产生风热头痛；风挟湿邪入侵，湿邪蒙蔽清阳而产生风湿头痛。如果经脉之气偏虚，邪气感受后偏凑于一侧，就可产生偏头痛了。

（二）内伤头痛

内伤头痛，指由于心、肝、脾、肺、肾中某一脏器发生病理变化而引起的头痛。在临床上，头痛与肝、脾、肾三脏关系密切。

① 伤肝头痛

中医认为肝主疏泄，喜条达，它不仅与气血的流通有着密切的关系，而且与人的精神情志活动也息息相关。如果一个人喜怒无常，或郁闷不乐，往往会使肝失疏泄，肝气郁结，郁而化火，肝火上炎，引起头痛头晕、急躁易怒等症。反之，如果肝血不足，血虚不能濡养经脉，经络空虚，也可产生头痛。

② 伤脾头痛

中医认为脾为"后天之本"，气血生化之源，且主运化。如果脾虚气血生化无源，不能营养脑髓；或脾不健运，痰湿内生，清阳被阻，均可导致头痛。

③ 伤肾头痛

中医认为肾为"先天之本"，既与人的生长发育有关，又与脑紧密相连。如果肾精不足，髓海空虚，便可引起头痛。

此外，跌打损伤后，或长期反复发病，导致气滞血瘀，也可产生瘀血头痛。

应该指出，头痛的原因虽有内伤、外感之别，但在临床上往往是互为因果的。如有内伤的患者，一般正气衰弱，致使六淫之邪容易乘虚而入。同样，外邪的不断干扰，也常常会影响到内脏的正常活动。这样一来，便把头痛的原因掺杂得更加复杂了。

二、头痛的辨证

（一）头痛的辨证提纲

1 辨内伤外感

辨别内伤和外感，是在治疗时分清标本缓急的一个重要指标。

外感头痛一般发病急，病程短，正气损伤不大，只要去除头痛的原因，不难治愈。外感头痛疼痛较重，没有间断性，常伴有畏寒发热、全身酸痛或项背强直、鼻塞流涕、咳嗽、咽痛等症。而内伤头痛通常发病缓慢，病程较长，人体正气虚损，所以治疗时既要祛邪，又要扶正。内伤头痛痛势绵绵，不仅经常反复发作，且时痛时止、时轻时重，在病理表现上也比较复杂。

2 辨六气

六淫之邪侵犯人体各有其特点，所以临床表现的症状也不尽相同。

> **1** 风：风邪有善行而数变，易袭肌表。多兼夹其他邪气共同致病的特点。因此，风邪头痛往往发病急，消退快，伴汗出恶风、瘙痒等症。
>
> **2** 寒：寒邪具有收引、凝滞、易伤阳气的特点。所以凡由寒邪产生的头痛，除头痛程度比较严重外，常伴恶寒发热、手足不温、口不渴、苔白等症。
>
> **3** 暑：暑邪具有温热开泄、伤津耗液、多与湿邪相兼为患的特点。它所致的头痛，常伴发热口渴、多汗、少气乏力等症。
>
> **4** 湿：湿邪具有重浊、黏滞的特点。因湿而致的头痛，伴有头重如裹、肢体沉重、胸闷腹满等症。
>
> **5** 燥：燥邪具有干涩、易伤津液的特点。由燥邪引起的头痛，不仅常有烧灼感，且多伴有口唇干裂、干咳无痰、皮肤干涩等症。

6 **火**：火邪具有炎上、煎灼津液、迫血妄行的特点。由火致的头痛，除发病急剧外，还多见高热、多汗、面赤、咽痛及出血症等。

3 辨六经

六经辨证是汉代医家张仲景的一个创举。六经是指太阳、少阳、阳明、太阴、少阴、厥阴经。它是沟通表里、上下，联络脏腑组织和运行气血的一个独特系统。因此，任何一经受病，都必然在它的循行部位上反映出来。头痛也一样，只要我们确定它疼痛的部位，便可以推测出它是属于哪一经的病变。通常头痛的部位与六经的对应关系是：后头部及颈项部疼痛属太阳经；两侧头痛属少阳经；前额头痛属阳明经；全头痛沉重如裹的属太阴经；头痛发作剧烈，连于脑、齿、面及指甲发青的属少阴经；痛在巅顶，伴有呕吐清水的属厥阴经。

4 辨虚实

虚实是判断病邪盛衰和人体抗病能力强弱的一个标志。如实证头痛，多为重痛、胀痛、掣痛、跳痛、灼痛。虚证头痛，则为隐痛、昏痛、空痛，或痛热悠悠，疲劳时明显加重。

（二）头痛的辨证分型

中医一般将头痛分为八种类型：即外感的风寒头痛、风热头痛，暑湿头痛；内伤的肝阳头痛、痰浊头痛、血虚头痛、肾亏头痛和瘀血头痛（也有人按六经辨证分型的）。下面我们简单介绍一下每一型的主证特点。

1 风寒头痛 多在吹风受寒之后引起头痛，头痛较重，有时痛连项背，遇风寒后头痛加重。伴浑身关节疼痛不舒，口不渴，苔薄白，脉浮。

② 风热头痛　头胀痛，甚则头痛如裂。伴面红目赤，口渴欲饮，咽红肿痛，尿黄便秘，苔微黄，脉浮数。

③ 暑湿头痛　头痛胀重，如有布帛裹扎，遇阴雨天加重。伴脘闷纳呆，肢体倦怠，口渴心烦，舌苔白腻，脉濡。

④ 肝阳头痛　头痛偏重于两侧，眩晕比较明显，常因突然大怒而发作。伴心烦易怒，面红口干，睡眠不安，舌红苔薄黄，脉弦。

⑤ 痰浊头痛　头痛且胀，有时如坐舟船样有头晕头重感。伴胸膈满闷，纳呆倦怠、口吐涎沫，恶心，舌苔白厚黏腻，脉滑。

⑥ 血虚头痛　头痛绵绵，自觉从颈后向脑上冲痛，夜间为甚。伴头晕乏力，面色少华，心悸气短，舌苔薄，脉细弱。

⑦ 肾亏头痛　头脑空痛，伴耳鸣目眩，腰膝酸软，遗精带下，或四末不温。

⑧ 瘀血头痛　头痛经久不愈，痛有定处，痛如锥刺，或有头部外伤史，舌质紫暗，或有瘀斑，脉涩。

Chapter
{ 2 }

第二章

头痛的常用疗法

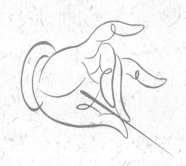

第一节 推拿疗法

推拿是一种物理治疗方法，属于中医外治法的范畴。它通过手法作用于人体体表的特定部位，以调节机体的生理、病理状况，达到治疗的目的。因此，手法的治疗作用取决于以下两个方面：一是手法作用的性质和量；二是被刺激部位或穴位的特异性。换言之，对某一疾病用一定性质和量的手法，作用于某一部位或穴位，就能起到某一特定的治疗作用。

中医认为"痛则不通"。当动力不足，气血运行无力时，推拿可以起到鼓舞气血运行加速的作用；当脉道不滑利、气血运行受阻时，推拿可以通调脉道、促进气血运行滑利；当气血瘀滞不行时，推拿可以活血化瘀、恢复气血运行。总之，推拿可以通过行气血达到"通"的状态，改善致病的病理条件，起到治痛作用，因此可以治疗所有病证，包括头痛。

（一）推拿治疗头痛的常用手法

所谓推拿手法，是指手或肢体其他部位特定的技巧与动作。因推拿手法中以手进行操作的为多，所以统称为手法。

手法操作要求做到持久、有力、柔和、均匀，以达深透、得气为其目的。"持久"是指手法应能持续运用一定的时间，保持动作和力量的连贯性，不能断断续续；"有力"是指手法必须具有一定的力量，施力的轻重，应根据病变部位的深浅，病症的虚实及患者体质强弱等各方面的具体情况而定；"柔和"是指手法动作的稳柔灵活，力量缓和（但不等于软弱无力），要"轻而不浮，重而不滞"，用力不可生硬粗暴，手法的变换和衔接要自然而连贯；"均匀"是指手法动作要有节奏性和用力的平稳性，压力不能忽轻忽重，频率不能忽快忽慢；"深透"是在前几种手法要求的基础上使手法的功力由表及里，由浅入深；"得气"是指手法作用于一定的体表部位和穴位所出现的酸、凉、麻、热、胀的感觉。

总之，只有刚柔相济，力量与技巧相结合，才能达到治疗目的。

下面介绍推拿治疗头痛常用的几种手法：

① 按法

用指、掌或肘在身体的一定部位或穴位适当用力按压，称为按法。

> **手法要领** 按压时力量要由轻到重，动作柔和缓慢，压而不动，贴紧肤面，收时要由重到轻。

① *指按法*：用拇指、中指、食指的指峰按压。指甲要修得圆滑，手腕用力，手指垂直按压部位。（图2-1）

② *掌按法*：分单掌按和双掌按。单掌按用掌心或掌根按压身体一定的部位或穴位，发力于臂，力深沉。（图2-2）

双掌按将双手重叠，双手用力一致，躯干稍倾，沉肩、伸肘，充分塌腕。此法多用于腰、背、大腿。（图2-3）

③ *肘按法*：手臂弯曲，用肘尖触皮肤。肘按时躯干前倾，肩部发力，力垂直按压部位。力缓而慢，由轻到重，压而不滑。此法适用于腰、背、臀、大腿等部位。（图2-4）

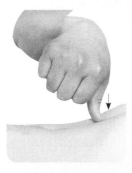

图 2-1 指按法

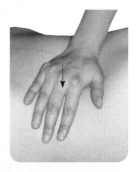

图 2-2 单掌按法

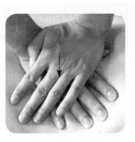

图 2-3 双掌按法

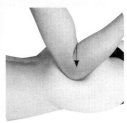

图 2-4 肘按法

② 擦法

用指腹或掌面在皮肤上急速地擦动，称为擦法。

手法要领	以单手或双手的指腹或掌面贴抚在人体的某一部位，沉肩，屈肘，手腕要放松，动作要灵活，力量要均匀而持续连贯，皮肤擦红擦热为止。此法多用于皮肤表面。（图2-5、图2-6）	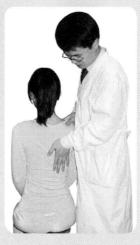 图 2-5 擦法 1	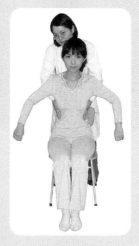 图 2-6 擦法 2

③ 摩法

用手或手掌在身体适当的部位柔软而有规律地抚摩，称为摩法。

手法要领	肘关节微屈，腕关节在肘的带动下，放松、持续连贯而有节奏地前进，动作不宜过急、过重。操作过程中悬腕，不可推压。

① 指摩法：用一指或数指的指腹，以腕关节的旋转带动指腹，由浅入深，由表及里，协调连贯地环形前进。（图2-7）

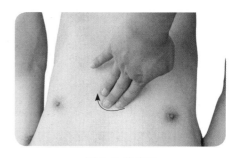

图 2-7 指摩法

②掌摩法：可分单掌摩与双掌摩。用掌心或掌根附着于一定部位上，在腕关节的带动下，有节奏地进行环形前进，动作要领与指摩相同。（图2-8）

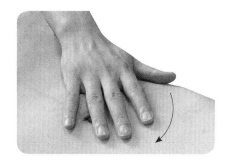

图 2-8 掌摩法

④ 㨰法

是用手背着力在身体一定部位，用前臂摆动带动腕关节屈曲，使手背对治疗点产生节律性揉动的一种手法。

> **手法要领** 掌指关节略为屈曲，用手背近尺侧部分或小指、无名指、中指的掌指关节突起部分附着于一定部位上，通过腕关节屈伸外旋和前臂旋转的协调连续往返滚动，产生轻重交替、持续不断的力作用于按摩部位。

㨰动前将手腕和各指稍屈，手背小指倒贴在按摩部位上，㨰下去后手背平贴在按摩部位，各指略微伸开，然后将手收回原半握拳状，完成一次㨰动，操作时肩臂尽可能放松，肘关节微屈。在一个部位㨰动时，小指掌指关节固定不移，变换部位时要流畅自然，㨰动压力要持续，切不可发生跳动、击打或摩擦。（图2-9～图2-11）

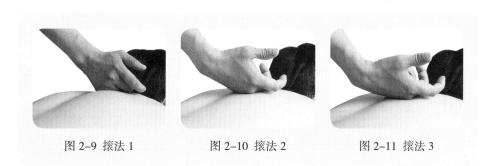

图 2-9 㨰法 1　　　图 2-10 㨰法 2　　　图 2-11 㨰法 3

⑤ 一指禅法

以拇指端为着力点，用前臂带动拇指的掌指和指间关节屈曲，以此不断屈曲的振动力作用于治疗点的一种手法称为一指禅法。

> **手法要领** ┃ 手握空拳拇指盖住拳眼，用大拇指指端、螺纹面或偏峰自然着力于一定的部位或穴位上，腕部放松，沉肩、垂肘、悬腕，肘关节略低于手腕，以肘部为支点。前臂作主动摆动，带动肘部摆动和拇指关节做屈伸活动。肘部摆动时，尺侧要低于桡侧，使产生的力持续地作用在治疗部位上。压力、频率、摆动幅度要均匀，动作要灵活，在吸定的基础上拇指端作缓慢直线往返移动，即所谓紧推慢移，不可跳跃，手法频率每分钟120～160次。（图2-12～图2-14）

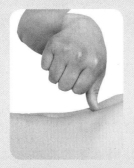 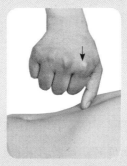 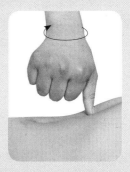

图2-12 一指禅法1　　图2-13 一指禅法2　　图2-14 一指禅法3

⑥ 揉法

用手指或手掌在人体一定的部位或穴位做圆或螺旋形的揉动叫揉法。

> **手法要领** ┃ 以单手或双手的指腹或掌根，鱼际及掌心贴在治疗部位上。手腕和臂放松，手腕灵活自如，指腹和掌指着于皮肤轻柔而连续，不能离开皮肤，不能跳跃，力量由小逐渐加大，收时再由

大渐小。揉法分有指揉；掌揉；掌根揉；肘尖揉。（图2-15～图2-18）

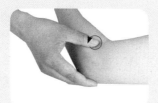

图 2-15 指揉法

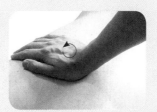

图 2-16 掌揉法

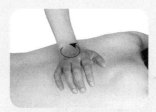

图 2-17 掌根揉法

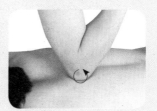

图 2-18 肘揉法

7 弹拨法

对肌肉或肌腱作节律性拨动，称为弹拨法。

手法要领 以力集中于手指端，用指端着力，将着力的指端插入肌筋缝隙之间或肌筋的起止点，由轻而重，由慢而快地弹而拨之，如弹琴拨弦，嗒嗒作响。手法操作要轻巧、灵活，弹拨后可用指腹或大鱼际在治疗部位予以揉摩，以缓解手法刺激引起的疼痛。骨折、肿瘤及伤筋者禁用。（图2-19）

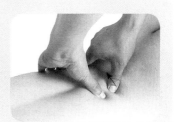

图 2-19 弹拨法

8 点法

用指、肘尖或工具在人体的一定部位和定位上进行点压，叫作点法。

> **手法要领** 用拇指、食指、中指指端或肘尖按压在穴位或某部位上，力贯于指端，着力于皮肤和穴位上，由轻到重，由表到里，要持续一定的时间，点时力量不能过大过猛，时间的长短，要根据患者的体质和病情而定。
>
> 有时为了使力量深沉，也将食指弯曲，以食指关节头点，叫跪指点。（图2-20～图2-24）

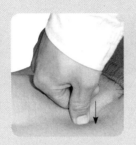
图 2-20 拇指点法

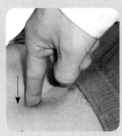
图 2-21 食指点法

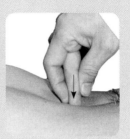
图 2-22 中指点法

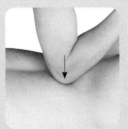
图 2-23 肘点法

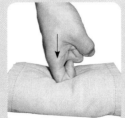
图 2-24 跪指点法

9 掐法

用指端（多以拇指端）甲缘重按穴位，而不刺破皮肤的方法，称为掐法。

手法
要领 | 以单手或双手拇指端甲缘，将力贯注于着力的指端，在需治的穴位上重按而掐之，或两指同时用力抠掐之，但不刺破皮肤的持续着力的方法为掐法。（图2-25～图2-28）

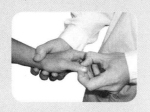

图 2-25 掐法 1

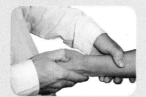

图 2-26 掐法 2

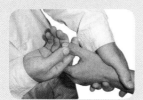

图 2-27 掐法 3

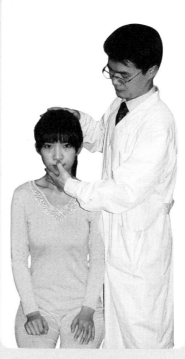

图 2-28 掐法 4

⑩ 推法

　　用手指或掌在人体一定的部位用力向前、后、左、右有节律地推进，叫推法。

手法
要领 | 手指或手掌平贴于人体某部位，沉肩、垂肘、悬腕，上肢肌肉放松，将力贯于指腹峰或掌，并有节奏地往返直线向前推进，力量均匀，用腕带动指和掌。

① 指推法：用拇指的指峰或螺纹的偏峰，力贯于指峰向前、向后往返推进。此法适用于小面积的推。（图2-29）

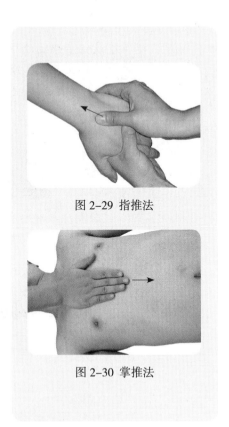

图 2-29 指推法

② 掌推法：用掌心或掌根贴于人体的某一部位，向一定的方向推进，上肢放松、沉肩、悬腕、力贯于掌心或掌根，力要均匀。此法适用于大面积的推。（图2-30）

图 2-30 掌推法

11 拿法

用拇指和其他四指对称用劲把身体某部位的肌肉拿起来，叫拿法。

手法要领 以单手或双手的拇指与其他四指对合力于某一部位做一紧一松的提拿动作，由轻渐重，边提拿边做连续的旋转移动，手腕在肘关节的带动下，灵活而有节奏地提拿旋转前进，力量要适度，切不可拧挤扭扯。（图2-31）

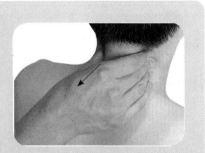

图 2-31 拿法

（二）推拿疗法治疗头痛的注意事项

1 在运用手法和配合被动活动时，动作不能粗暴，应该在患者能忍受的范围内进行。初次接受推拿的患者，局部可能出现疼痛与青块、但休息2~3天后可自行消退，患者不必为此忧虑。

2 推拿疗法虽然适合于内伤、外感头痛，但对有皮肤病、水火烫伤、严重心血管疾病患者及体力极度衰弱和怀孕者不能使用。

3 推拿治疗与药物治疗可以相结合，特别对顽固性头痛的患者更应采用综合的治疗措施。

4 推拿次数由病情轻重而定，一般每天1次，每次10分钟左右，5~7天为一个疗程。

第二节　针刺疗法（毫针刺法）

针刺疗法，是以针为工具，通过刺激经穴恢复机体生理功能的一种治法。由于它既经济节约、简便安全，又易于操作，因此深受群众的欢迎。

（一）毫针的基本刺法

一般来说，以左手（押手）固定穴位，右手（刺手）以拇、食、中三指夹持针柄，以无名指抓住针身，进针时运用指力，使针尖快速透入皮肤，再行捻转，刺向深层，并行提插捻转等各种手法，待患者有酸、麻、胀、热、重、痛、触电等得气感时，或即刻出针，或留针15~30分钟出针。

（二）针刺注意事项

① 患者在过于饥饿、疲劳、精神过度紧张时，不宜立即进行针刺；体质虚弱者，刺激不宜过强，并尽可能采取卧位。

② 孕妇或月经期间最好不予针刺。

③ 小儿囟门未合时，头顶部腧穴不宜针刺。

④ 有出血性疾患者，不宜针刺。

⑤ 皮肤有感染、溃疡、瘢痕或肿瘤的部位，不宜针刺。

⑥ 要防止刺伤重要脏器。

第三节　耳穴贴压法

耳穴贴压法是在耳穴表面贴敷小颗粒状药物（如小米、绿豆、莱菔子、王不留行籽等，以王不留行籽为最好）的一种简易刺激方法。此方法安全简便，副作用少，不易引起耳软骨膜炎，尤其适用于老年、儿童及惧痛的患者。

先将王不留行籽（或其他小颗粒状物）用沸水烫洗后晒干，留瓶中备用。应用时，将王不留行籽贴附在小方块胶布中央，然后贴敷于耳穴上，每天患者可自行按压数次。

1 使用中应防止胶布潮湿或污染，以免引起皮肤炎症。

2 个别患者可能对胶布过敏，局部出现红色粟粒样丘疹并伴有痒感，可加用下屏尖穴。

3 耳郭皮肤有炎性病变、冻疮者不宜用本法。

第四节　拔罐疗法

拔罐疗法是以口径不同的瓷罐、玻璃罐、竹罐为工具，以热力排除罐内空气，造成负压，使之吸附于腧穴或应拔部位的体表，造成皮肤充血、瘀血，产生刺激，以达到防治疾病目的的力学方法。拔罐法又叫"吸筒疗法"，古代称为"角法"。

（一）拔罐的方法

1 火罐法

利用燃烧时火的热力排出罐内空气，形成负压，将罐吸着在皮肤上，具体方法有以下几种：

① 闪火法：是用长纸条或用镊子夹酒精棉球一个，用火点燃后在罐内绕1～3圈，将火退出后迅速将罐放在应拔的部位，即可吸附在皮肤上。

② 投火法：是用易燃纸片点燃后投入罐内，不等纸条烧完，迅即将罐罩在应拔的部位上。注意将纸条点燃的一端向上，可避免烫伤皮肤。

③ 滴酒法：用95%酒精或白酒，滴入罐内1～3滴，沿罐内壁摇匀，用火点燃后，迅速将罐扣在应拔的部位。注意切勿滴酒过多!

④ 贴棉法：是用大小适宜的酒精棉一块，贴在罐内壁下1/3处，用火将酒精棉点燃后，迅速扣在应拔部位。

⑤ 架火法：即用不易燃烧和传热的物体（如瓶盖等，直径要小于罐口），置于应拔部位，然后将95%的酒精棉球置于瓶盖内，用火点燃后将罐迅速扣下。

② 水罐法

一般是先将竹罐若干个放在锅内，加水煮沸，用镊子将罐口朝下夹出，迅速用凉毛巾紧扣罐口，立即将罐扣在应拔部位，即能吸附在皮肤上。若煮时放入适量的药物，即称为药罐。

③ 抽气法

即将青霉素、链霉素等药瓶磨制成的抽气罐紧扣在要拔罐的部位上（瓶底扣在所拔部位上），用注射器从橡皮塞抽出瓶内空气，产生负压，即能吸住。

以上各种方法，一般留10分钟左右，待拔罐部位的皮肤充血、瘀血时，将罐取下。

1 拔罐时应选肌肉丰厚的部位。骨骼凹凸不平及毛发较多的部位，以及皱纹、松弛、疤痕等处，火罐容易脱落。		**2** 应选择适当的体位，拔罐过程中不能移动体位，以免火罐脱落。	
3 根据所拔部位的面积大小，选择大小合适的火罐。		**4** 用火罐时应注意勿灼伤或烫伤皮肤。	
5 皮肤有过敏、溃疡、水肿及大血管部位，不宜拔罐。高热抽搐不宜拔罐。			

第五节 气功疗法

气功所产生的效应是非常显著的，而且对人体也是有利的，因此可用以防治疾病。通过国内外多次临床实践证明，气功疗法不但能治愈许多功能性疾患，还可以治愈一些疑难的器质性病变，其适应范围是比较宽的，因此气功疗法越来越为人们所重视。

气功之所以能产生许多对人体有利的效应，从而防治疾病，首先在于气功主要是对大脑的锻炼。通过练功，使大脑处于特异的气功功能态，能建立起一种高度的整体功能协调状态，从而使机体在意识的内作用下，发挥其本身具有的或潜在的主动性自动调整功能，达到扶正祛邪，治病健身的目的。

其次是由于作为生命信息的人体真气在起作用。通过练功，在意识的内作用下，人体真气得到充分的激发相加强，它不仅能在体内运行，以作用于自身的生理功能，还能向体外释放，以作用于患者的病变组织，控制和调节各种功能，使病变组织得到修复利调整，使各脏器组织相互密切联系、制约达于平衡；气功能使人体系统的有序化大大提高，以保持整体协调的健康功能状态，所以对患者或自身都能产生治病健身的效应。

根据病情不同，所需练习的气功方法也有差异，具体内容在后面详加叙述。

第六节 药浴疗法

药浴疗法是指用药物煮沸之后所产生的蒸汽熏蒸和药物煎汤（或取药物浸液）洗浴全身或局部，以治疗疾病的方法。药浴的种类和方法如下：

（一）沐浴法

沐浴法是用药物煎汤来沐浴，以治疗疾病的方法。

1 方法

遵循处方原则，将所选药物制成煎剂，然后将药液加入沐浴用的热水中，趁热遍洗全身和局部。也可将药物装入纱包，放入热水中进行沐浴。

2 注意事项

1 沐浴时浴液温度以能耐受为度，不可过热或过凉。	2 凡有高热大汗、高血压、主动脉瘤、心功能不全及有出血倾向等患者禁用。

（二）浸洗法

浸洗法是用药物煎成汤汁，浸洗身体某一局部，以达治疗目的的方法。具体方法是将所选药物煎煮，去渣取液，用以浸洗患处或身体局部。

（三）熏洗法

熏洗法是用药物煎汤，趁热先熏蒸后淋洗患部的方法。

1 方法

根据不同病情选用适当药物，将药物煎汤，趁药液热时熏蒸患部，等药液温凉后，即用其淋洗或浸浴患部。

2 注意事项

1 应注意调整患部与盛药液器皿的距离，以免烫伤或灼伤患部。	2 熏洗时为使药液蒸气不尽快消散，可用厚纸卷筒状罩住患部和盛药液的器皿。

3 恶性肿瘤、新鲜出血性疾患，或脓成已局限的病灶忌用本法治疗。

（四）蒸气法

蒸气法是用药物煎成汤液，并加热至沸腾时产生的气体以治疗疾病的方法。

1 治法

（1）全身蒸气法：在一密闭小室中，将所选用药物加热煮沸，蒸发气体，患者只穿短裤坐（或卧）于室中，治疗室内气温从30~35℃开始，渐增至40~45℃，一般熏蒸10~15分钟。另外，也可用较大容器将加热煮沸的中药煎剂倾入容器中，容器上置木板，患者裸坐其上，用被单围住全身，仅露头面，使药气徐徐熏蒸。

（2）局部熏蒸法：将加热煮沸的中药煎剂，倾入适当大小的容器中，使药液占容器体积的1/3~1/2，让患者将患部置于容器中，与药液保持适当距离，以感觉皮肤温热舒适为度，进行熏蒸。

2 注意事项

1 治疗后应揩干皮肤，盖被避风保暖。

2 凡属恶性肿瘤、癫痫、急性炎症、心功能不全、慢性肺心病等，禁用本法。

（五）淋洗法

淋洗法，又称淋射法，是用药物煎成汤汁不断喷洒患处的一种治法。

① 方法

将所选药物煎汤去渣，趁热把药水装入小喷壶内，不断淋射患处。喷淋时下面放置容器，用以接药水。若药水已凉，可加热后倒入小喷壶里继续喷淋。每日2~4次，每次10~15分钟。

② 注意事项

使用本法时，可视具体病情决定药液量的大小和淋洗时间的长短。

（六）擦洗法

擦洗法是用药物煎汁，擦洗患处的一种治疗方法。

① 方法

根据病情将所选药物加水浓煎，去渣，待药汁温热时擦洗患处。每日2~3次，每次擦洗10分钟左右。

② 注意事项

擦洗时用力不可过猛。

（七）塌渍法

塌渍法是将患部浸泡于药液中，或用消毒纱布、干净毛巾蘸药汤敷患处的一种治疗方法。注意使用本法时药液温度要适中，以皮肤能耐受为度，以免烫伤皮肤；药液冷后，可再加热后再浸泡或热敷。

第七节 敷药疗法（药物外敷法）

敷药疗法是指把药物捣烂或研末，加入酒、醋、蜜、丹等混合均匀，贴敷于人体体表其一部位，通过肌肤吸收或借助穴位、经络作用；以治疗疾病的一种方法。

敷药可用单味药物，也可复方配伍；既可用新鲜草木，也可用成药饮片研末。形式多样，方法多种。根据病情不同，所选药物种类、剂型及贴敷部位均有差异。

（一）贴敷方法

穴位的贴敷方法有多种，常用的是直接贴敷药末或药膏贴敷。

① 直接贴敷药末

即将所用药物研成细末，置于所选穴位上，然后用胶布贴敷。或将药末撒在普通膏药上，然后再贴于穴位上。

② 药膏贴敷

将药物研末后，调制成各种药膏或糊状，贴敷于所选穴位。一般常用的有水调、醋调、酒调、姜汁调、鸡蛋清调，或用枣泥、凡士林等将所用药物调成膏状。有些药物如大蒜、马齿苋等可直接捣烂成膏，贴敷于穴位，也有熬制成膏贴敷于穴位的。

（二）注意事项

① 有些药物刺激性强，贴敷时间不宜过长，以免损伤皮肤。

② 如有皮肤破损者，应注意保持清洁，以防感染。

第八节　刮痧疗法

刮痧疗法是对患者颈项、脚背、喉头骨、两肘、两膝等部位的皮肤进行刮痕治病的方法。主要是通过刮痕刺激皮下毛细血管和神经末梢，使冲动传入中枢神经系统而产生兴奋，发挥其正常调节功能；并可因刺激使毛细血管扩张，加速血液循环。

（一）方法

患者坐位或卧位，让刮痧部位皮肤暴露，刮痧者洗净手；并于局部皮肤用75%酒精消毒，然后用事先消毒好的钱币或汤匙柄蘸香油少许，以一定的倾斜度由上到下，由内到外，匀力刮拭7～8次，局部出现紫红色刮痕时为止。如患者局部出现紫红色刮痕，说明有"痧"。多数患者经刮痧后立即感觉头脑清晰，精神爽快，病情随之得到好转。

（二）注意事项

1. 刮痧时应注意要取单一方向，不可来回乱刮。
2. 刮痧动作要柔和，用力要均匀，太重、太快、太短都是不适当的。
3. 刮痧应在室内或避风的地方进行，以免吹风而受凉。

第九节 穴位注射疗法

穴位注射又称水针，是将少量药液注入穴位以防治疾病的一种方法。它把针刺与药水对穴位的渗透刺激作用结合在一起发挥综合效能，故对某些疾病能提高疗效。

（一）操作方法

1 常用药物

凡是可供肌肉注射用的药物，都可用作穴位注射。常用的中草药制剂有当归、红花、复方当归、复方丹参、白芍、板蓝根、鱼腥草等注射液。常用的西药制剂有维生素B_1注射液、维生素B_{12}注射液、葡萄糖注射液、生理盐水、0.25%～2%盐酸普鲁卡因、抗生素等。

2 注射方法

首先使患者取舒适的体位，选择适当的注射器（一般为2毫升或5毫升注射器）和针头（5～7号针头），抽取药液，穴位局部消毒后，右手持注射器，对准穴位，快速刺入皮下，然后缓慢将针推进，待针下有酸麻、胀、重等得气感后回抽无血，即可将药液注入。

一般疾病用中等速度推入药液；慢性病、体弱者宜用较轻刺激，推药应慢；急性病、体强者可用较强刺激，应快速将药推入。

3 注射剂量

用药剂量决定于药物的性质、浓度及注射部位。一般刺激量较小的药物注射剂量较大，刺激量较大的药物注射剂量较小。另外，头面部和耳穴等处用药量较小，一般每个穴位每次注入药量为0.1～0.5毫升；四肢及腰背部肌肉丰厚处用药量较大，每穴可注入0.5～2毫升。

④ 疗程

急症每日1～2次；慢性病一般每日或隔日一次，6～10次为1疗程。

（二）注意事项

1. 必须注意药物的性能、药理作用、剂量、药物的质量、有效期、配伍禁忌、副作用和过敏反应。凡能引起过敏反应的药物（如青霉素、链霉素、普鲁卡因等）必须先做皮试。
2. 颈项、胸背部注射时。切勿过深，药物也必须控制剂量，注射宜缓慢。在神经干旁注射时，必须避开神经干。
3. 药液不宜注入血管内，注射时如回抽有血必须避开血管后再注射。一般药物不能注入关节腔或脊髓腔。
4. 孕妇一般不宜用水针。
5. 须注意预防晕针、弯针、折针。

第十节 饮食疗法

饮食疗法是中医综合治疗疾病的一个重要部分。它通过合理地调配食物，不但提供丰富的营养，而且能用其固有的性味和作用，改善机体的不平衡状况，从而起到药物所不能达到的某些作用。

头痛患者在采用饮食疗法时，应注意以下几个原则：

1　饮食治疗必须和其他疗法结合起来，避免在强调食疗的重要性时，低估其他疗法的作用。

2　在采用饮食治疗时，要求患者密切合作，相信所配制的饮食的合理性、遵守饮食制度的重要性，绝不能为了满足个人的嗜好与要求破坏饮食治疗的规定。

3　饮食配制要多样化，只有经常变换花样或烹调方法，方能促进患者食欲。

4　要根据不同性质的头痛，有机地调配各种食物，达到防病治病的目的。

第十一节　手足推拿疗法

（一）手部推拿疗法

是指通过手对手部一些固定的与身体内外器官、组织有特异联系的穴位或反应区、反应点，以特定手法的刺激，来调节相应的组织器官，达到治疗或养生保健目的的一种疗法。

（二）足部推拿疗法

是指以特定手法有效地刺激足部的穴位或反应区、反应点，通过人体调节功能达到防病治病目的的按摩方法。

第十二节　灸法

灸法是以艾绒为主要原料，点燃后在体表一定的部位（或穴位）进行熏、熨、烧、灼，给人体以温热刺激，达到温通经络、益气活血、防治疾病的一种外治法。

灸法的常用方法有：艾炷灸（直接灸、隔物灸）、艾卷灸、温针灸、温灸器灸等。在此不再赘述，于治疗篇详述。

Chapter
{ 3 }

第三章

常见头痛的 10 分钟缓解术

　　头痛不是一种独立的疾病，西医学认为它的病因是十分复杂的。其中以神经功能性头痛和内科系统疾病引起的头痛最为常见，其次是肌收缩性头痛、偏头痛。颅脑损伤头痛、脑血管病头痛、头部神经痛也经常遇到。下面，我们将常见头痛症的缓解术分述于下。

第一节　神经功能性头痛的 10 分钟缓解术

神经功能性头痛，是各类头痛中最常见的一种。究其原因，主要是由于长期的神经活动过度紧张和疲劳，强烈的精神刺激，引起大脑功能活动紊乱有关。这类头痛易与许多内脏疾病所引起的头痛混淆，因此较易误诊，临床时需仔细分析，严加鉴别。

神经衰弱、癔症等引起的头痛，都属于神经功能性头痛的范围。不过，那些暂时疲乏，或睡眠不足而出现的头痛，只要稍做休息便可恢复，所以不列入本病范围。

一、神经衰弱头痛的 10 分钟缓解术

神经衰弱是一种常见的神经症，患者常有头痛等躯体不适感和睡眠障碍，常感脑力和体力不足，容易疲劳，工作效率低下，但无器质性病变存在。

（一）临床表现

① 头痛

头痛常表现为头部紧箍感、重压感，或胀痛、刺痛。疼痛部位不定，每于疲劳、用脑过度、情绪波动、人声嘈杂时加重。

② 易疲劳

脑力与体力均易疲劳，常诉述整天疲惫乏力，工作与学习效率减退，特别对脑力劳动，耐力甚差。且这种思考清晨起来就感倦怠无力，休息也不能缓解。

③ 易兴奋

表现为回忆联想增多，但不伴言语动作增加。

④ 情绪障碍

表现为易激惹，常急躁发怒，或烦躁不快、精神紧张、难以松弛。

⑤ 睡眠障碍

主要为入睡困难、多梦易醒，白天思睡，夜晚兴奋难眠，以致有头昏脑涨、耳鸣、健忘、注意力不集中等现象。

（二）诊断要点

1 起病比较缓慢，发病前大都有精神方面的因素，如忧虑、着急、担心等。

2 头痛性质多为胀痛、重痛、剧痛，或有麻木感。疼痛部位不定，每于疲劳、用脑过度、人声嘈杂、情绪波动时加重，心情舒畅时好转，可持续数月或数年。

3 常伴有失眠、多梦、记忆力减退、注意力不能集中等症，而且不少患者感情易激动，常烦躁，耐性差，易疲劳。

（三）10分钟缓解术

① 推拿疗法

① 用一指禅推法沿项部督脉及两侧膀胱经上下往返治疗2～3分钟。（图3-1）

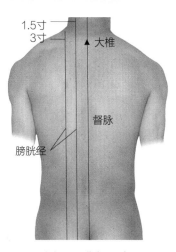

图 3-1 背部经脉

② 按揉下列各穴，每穴0.5～1分钟。（图3-2、图3-3）

风池：位于胸锁乳突肌与斜方肌之间，平风府穴。

风府：后发际正中直上1寸处。

天柱：在挟项后发际，大筋外廉陷中。即从项后正中入发际0.5寸的哑门穴旁开1.3寸取之。

③ 用一指禅法从印堂开始，斜向上经阳白推至头维、太阳，再从印堂沿攒竹、鱼腰推至太阳，各往返3～4遍，配合按压诸穴，每穴按压0.5分钟。（图3-4）

印堂：位于两眉之正中。

阳白：眉中心直上1寸处。

头维：位于额角入发际处。

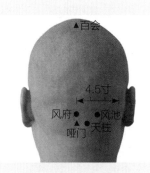

图 3-2 头部穴位 1

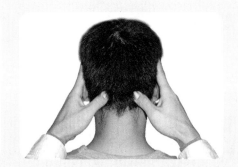

图 3-3 按揉头部穴位

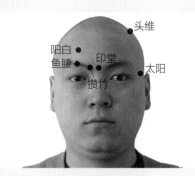

图 3-4 头部穴位 2

太阳：在眉梢与外眼角之间向后约1寸凹陷处。

攒竹：眉头凹陷中。

鱼腰：眉毛正中处。

④ 最后用五指拿法从头顶拿至风池，改用三指拿法，从风池拿至肩井，往返4～5次。（图3-5、图3-6、图3-7）

肩井：位于大椎与肩峰连线的中点。

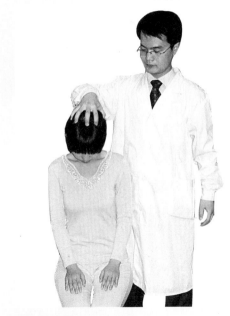

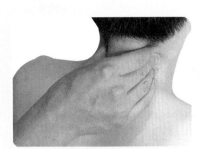

图 3-6 五指拿法 2

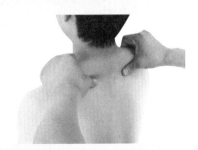

图 3-5 五指拿法 1　　　图 3-7 五指拿法 3

 针刺疗法

本法对头痛有较好的效果。

取穴　心俞、肝俞、三阴交、内关、合谷。

心俞：在第5胸椎棘突下，脊柱旁开1.5寸处。（图3-8）

肝俞：在第9胸椎棘突下，脊柱旁开1.5寸处。（图3-8）

三阴交：内踝尖上3寸，胫骨后缘。取穴时，只要把四横指一量即可。（图3-9）

内关：位于掌前腕横纹1.2寸，两筋之间。（图3-10）

合谷：手背，第1、2掌骨之间，约平第2掌骨中点处。（图3-11）

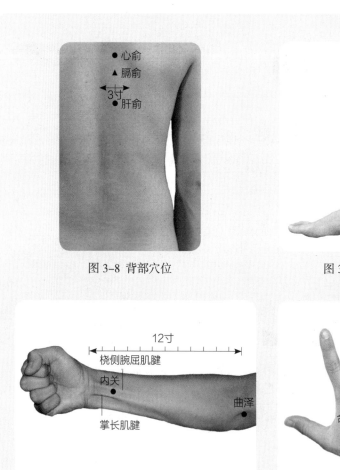

图 3-8 背部穴位

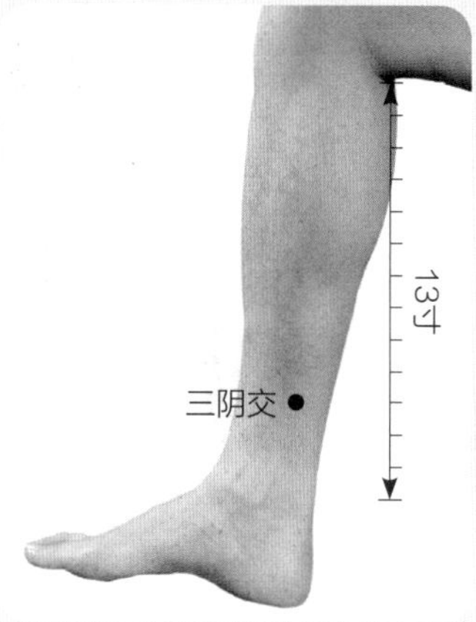

图 3-9 三阴交

图 3-10 内关

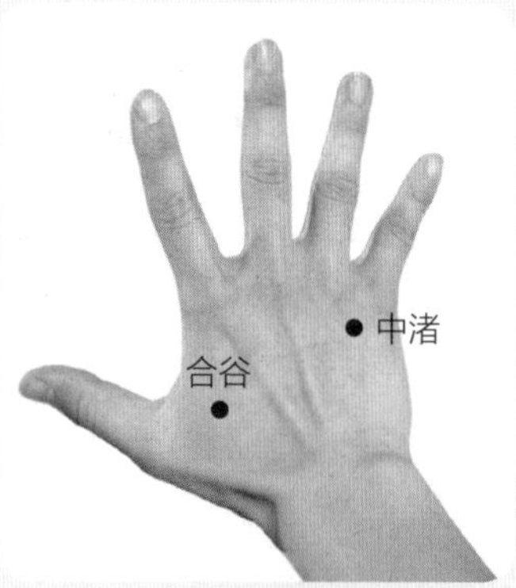

图 3-11 合谷、中渚

配伍 若前头痛，可配印堂、阳白、头维等穴。

若头顶痛，可配百会、风池等穴。

若后头痛，可配太阳、头维、中渚等穴。

中渚：在第4、5掌骨头之间，掌指关节后方凹陷处。（图3-11）

百会：患者正坐，从两耳尖直上，当头部正中即是。（图3-12）

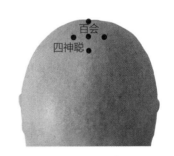

图 3-12 百会

操作方法 用1～1.5寸毫针刺入上述所选穴位，手法轻重应根据患者体质强弱和病情轻重而定。如体质较好、头痛严重的患者，可用强刺激，反之用轻刺激。留针10分钟。每日1次，7～10天为一疗程。

③ 耳穴贴压法

取穴 神门、皮质下、枕、心、脑点等。
（图3-13）

神门：在三角窝的外1/3处，对耳轮上下脚交叉之前。

皮质下：在对耳屏的内侧面。

枕：在对耳屏外侧面的后上方。

心：在耳甲腔中心最凹陷处。

脑点：在耳屏尖与轮屏切迹间的中点。

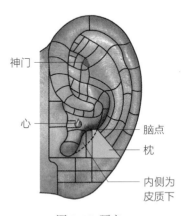

图 3-13 耳穴

操作 将王不留行籽贴附在小方块胶布上，然后贴敷在消毒好的上述耳穴上，并用手自行按揉5～10分钟。患者每天可按揉3～5次，3天后取下，休息一天，再次贴敷。也可两耳交替进行。

④ 拔罐疗法

取穴 心俞、肝俞、三阴交、内关。

操作 先令患者仰卧，用三棱针在同一侧内关穴、三阴交穴点刺三下，然后取口径1.5厘米的玻璃罐，用闪火法拔在所点刺穴位上5分钟；再令患者俯卧，用前法在心俞穴、肝俞穴拔罐5分钟。第二天，拔另一侧穴位。每天1次，两侧穴位交替进行。10天为1疗程。

⑤ 气功疗法

① 养神动静功：首先集中思想，排除杂念，入静，用普通呼吸调息2分钟。两脚平行同肩宽、两膝微屈收腹，头平含胸，直腰沉肩，垂肘弯掌，十指微张，两眼睑轻垂，舌舐上腭，全身重心移至足跟。然后两膝微弯抖动，使全身上下震动，足跟时时受压。左右两手轮流前后甩动，幅度从小至大，顺势轻击腹部、骶部，随后甩动幅度增大，依次轻扣腹、骶、腰背、肩背，而后缓慢停止震动，恢复原式。再以意顺次松头、颈、肩、臂、胸背、腰、腹、腿、膝、股、足底，先用鼻吸气、吸气时默念"静"字，呼气时意守涌泉穴（足底中，足趾跖屈时呈凹陷处）。然后缓慢抬起两手，食、中、无名指微微弯曲，以中指为主，余二指为辅，叩击头侧及头顶部穴位。最后两手搓热，浴面，缓慢睁眼，舌离上腭，收功，10分钟。（图3-14）

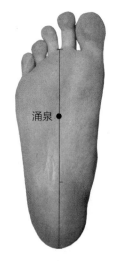

图3-14 涌泉

②站桩功：姿势可行左右伸腰式。方法是首先集中思想，排除杂念，入静，用普通呼吸调息2分钟。两足分开同肩宽，两膝微屈，弯曲度逐渐增加，两臂缓慢下沉，放于身体两侧。两手心向下，两肘微微弯曲，约与脐平。两肩放松，上半身向左右两侧微微伸展，腰要挺直，臀部似向下坐。头部放正，颈部不弯，两眼平视前方，口微闭似张；全身放松，但松而不懈。持续10分钟。

⑥ 敷药疗法

①将指天椒捣烂如泥，摊于棉垫上如铜钱大，贴在内关、神门（位于腕横纹上，尺侧腕屈肌腱的桡侧凹陷中）、足三里（外膝眼下3寸，胫骨前嵴外一横指处）穴。贴敷10分钟以上。（图3-15、图3-16）

②吴茱萸、肉桂各等份，研为细末，装瓶备用。临睡前取药粉10克，调酒炒热敷于两脚心涌泉穴。也可取5克药粉以蜂蜜调成药膏，贴敷于一侧神门、三阴交。每天换药一次，左右侧穴位交替使用。贴敷10分钟以上。

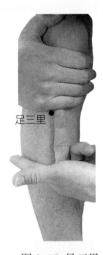

图3-15 足三里

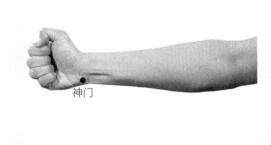

图3-16 神门

7 药浴疗法

处方 川草15克，晚蚕沙30克，僵蚕20～30克，香白芷15克。

方法 将上药共入砂锅内，加水5碗，煎至3碗，用厚纸将砂锅口糊封，并视疼痛部位大小，盖纸中心开一孔，令患者痛位对准纸孔，满头痛者，头部对准砂锅口（两目紧闭或用手巾包之），上面覆盖一块大方手巾罩住头部，以热药气熏蒸，每日1剂，每剂2次，每次熏10分钟。

8 穴位注射疗法

取穴 阿是穴（头部痛点）。

方法 用蒸馏水每穴0.1毫升，头部痛点穴位注射；或用0.5%普鲁卡因（皮试），每穴0.5～1毫升，总量不超过6毫升，头部穴位注射；或用10%硫酸镁，每穴0.3～1毫升，总量不超过5毫升，头部痛点穴位注射。上述诸法，一般每日或隔日使用1次。

9 饮食疗法

要吃清淡食物，忌食辛辣大热之品。木耳、蜂蜜、香蕈、栀子等都可帮助睡眠，消除头痛。有条件者于睡前2小时喝一杯牛奶，催眠止痛效果更佳。

10 手部推拿疗法

取穴 合谷、肾、大脑、头点（前头点、头顶点、偏头点、后头点）。（图3-17、图3-18）

操作 摩热双手、点按头区、肾区各1分钟，再揉按合谷、各头点（前头点、头顶点、偏头点、后头点）各1～1.5分钟。

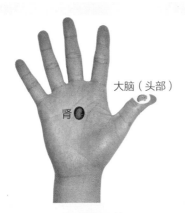

图 3-17 手部反射区 1

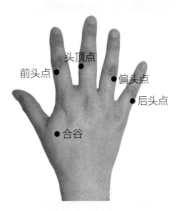

图 3-18 手部反射区 2

11 足部推拿疗法

取穴 肾、输尿管、膀胱、大脑、颈项、颈椎、垂体。（图3-19）

方法 用拇指指腹按揉上述各穴各2分钟。

12 按摩枕疗法

有人说"一世人生半世枕"，可见枕头对人们的生活和健康是何等的重要。一个舒适的、具有保健作用的按摩枕，不仅能使你安然入睡，还能治疗某些疾病。

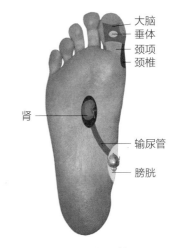

图 3-19 足部反射区

按摩枕是一个软硬适度，表面设有许多圆形凸起的、成特殊曲线的枕头，这种枕头对患有神经衰弱、头痛等病的人具有一定作用。

患者应侧卧10分钟，使头部、面部、耳部充分接触枕头，枕头上的圆形突起物能刺激头维、太阳、丝竹空、听宫、听会、下关、颊车、翳风、降压沟等穴，然后再行自由睡姿。

⑬ 按摩拖鞋疗法

按摩拖鞋是通过设置在鞋垫相应位置上的一些圆形突起，刺激足底的有关经穴而发挥作用。人的脚底有成千上万的神经末梢和各生理器官的压觉点，刺激脚底有利于调整人体各脏腑器官的生理功能，治疗头痛。

我们可以根据自身的状况，自己制作按摩拖鞋。可用塑料或有机玻璃的小圆扣作为触点，用布包裹，缝入鞋垫内，并根据需要安排触点位置。

治头痛的触点位置是：肾、输尿管、膀胱、大脑、颈、颈椎、脑垂体。

按摩拖鞋可在每日早、晚各穿一次，每次10分钟。每日还可在地板或地毯上裸脚行走配合治疗。

二、癔症引起头痛的10分钟缓解术

癔症又称歇斯底里，指由精神刺激或不良暗示引起的一类神经精神障碍。多数突然发病，表现为短暂的精神失常或感觉、运动障碍，但无器质性病变基础。这些症状可在暗示影响下产生，亦可在暗示影响下改变或消失。

（一）临床表现

癔症大多突然发病，多数呈反复发作，症状像演戏那样带有夸张性，往往在周围人多时症状加重。临床症状多种多样。

大致可归纳为以下几点：

① 头痛

头痛以钻痛或窜痛为主，也有其他情况的，有时性质十分离奇，患者自己也无法诉说。

2 精神障碍

最常见情感暴发、发作特点为情感色彩浓厚、夸张、做作和易受暗示。

患者大哭大笑、大喊大叫、蹬足捶胸、倒地翻滚、手舞足蹈、乱唱乱骂、撕衣咬物，常有装模作样的戏剧性表演，以生动的表情、夸张的动作博得别人的注意和同情。发作历时数分钟至数小时不等，触及精神创伤或暗示"又要发作"，便能即时再发。

癔症发作亦可表现为昏睡、木僵或蒙眬状态。有的答非所问，每答必错；有的能针对问题回答，但答案近似而不正确；有的言语、表情幼稚如儿童。并偶尔可见遗忘或神游；有些患者也可出现短暂的幻觉或妄想，内容与精神创伤或患者的想象有关，历时3～5天，间歇期完全缓解。

3 躯体功能障碍

躯体症状大多由暗示与自我暗示引起，可模拟很多躯体疾病，症状与体征常违反解剖生理规律，可在暗示影响下改变或消失。

运动障碍可表现为痉挛发作、瘫痪、步行不能、舞蹈样动作和失音等。

感觉障碍常见失明或耳聋，常因情绪刺激时突然发病。

癔症的躯体症状，检查时不能发现相应的器质性病理体征，且常常违背解剖生理规律。

（二）诊断要点

 以女性多见，头痛以钻痛和窜痛为主，也有广泛性或游走性的。并且头痛并不局限于一处，也不局限于某一神经支配区，头痛可从头面部开始，沿头部侧面扩散至背部，其性质、强度和分布部位时时改变，且与注意和暗示有关。有些患者头痛性质十分离奇，患者自己也无法诉说。多数患者的头痛，常因外界因素如情绪激动、强光而诱发或加重。

2 伴有其他精神和神经症状，如抽搐、感觉异常、失明、耳聋、哭笑等。

3 某些患者可伴有瘫痪、步行困难等运动障碍表现。

4 少数患者还伴有错觉和幻觉，个别甚至还出现意识蒙眬、不言、不食、少动，对周围反应迟钝等癔症性木僵现象。

（三）10分钟缓解术

① 精神治疗

① 要针对病因，有的放矢：癔症头痛的患者，往往在个性上有许多弱点和缺点，如感情脆弱、心胸狭窄、多愁善感、自负多疑等。因此，努力消除精神创伤，改善生活环境，克服个性上的弱点尤为重要。

② 给以适当的暗示：这类患者具有高度的暗示性。医生只要用中肯热情的语言，做好解释工作，并积极地与药物或器械的暗示结合起来，一般都能取得良效。但是这种方法必须取得患者的高度信任及其充分合作，否则弄巧成拙，反会加重病情。

② 推拿疗法

① 首先用拇指点掐人中穴约半分钟。

人中：位于人中沟正中线上1/3与下2/3交界处。

② 点按或按揉下列各穴，每穴0.5~1分钟。

膻中、内关（双侧）、印堂、阳白、头维、太阳、风池、天柱。（图3-20~图3-25）

膻中：位于前正中线，平第4肋间（即两乳房中点）。

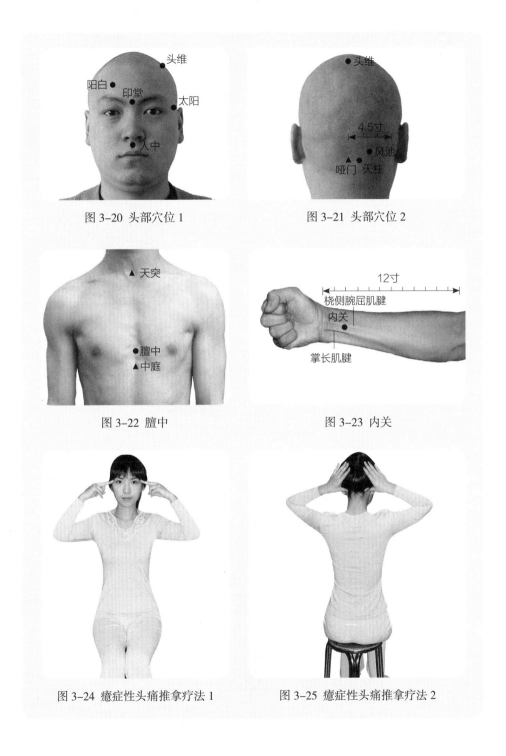

图 3-20 头部穴位 1

图 3-21 头部穴位 2

图 3-22 膻中

图 3-23 内关

图 3-24 癔症性头痛推拿疗法 1

图 3-25 癔症性头痛推拿疗法 2

③ 用一指禅推法沿项部督脉及两侧膀胱经上下往返治疗2～3分钟，然后按揉心俞、肝俞各0.5～1分钟。再拿两侧风池，沿项部两侧膀胱经自上而下操作4～5遍。（图3-26）

③ 针刺疗法

取穴 人中、内关、丰隆、太冲、三阴交，心俞、肝俞、膈俞。（图3-27、图3-28）

膈俞：位于第7胸椎棘突下，旁开1.5寸处。

丰隆：位于足三里下5寸，向外旁开一横指凹陷中。

太冲：位于足背，第1、2跖骨底之间凹陷中。

操作 各穴均用强刺激手法，得气即出针，不留针。

图 3-26 督脉、膀胱经

图 3-27 针刺穴位 1

图 3-28 针刺穴位 2

④ 耳穴贴压法

取穴 心、皮质下、额、枕、神门、脑点。（图3-29）

操作 将王不留行籽置于小方块胶布上，然后敷贴于上述各穴，先取一侧耳穴，2~3天后换对侧耳穴。嘱患者每日按揉耳穴3~5次，每次10分钟。

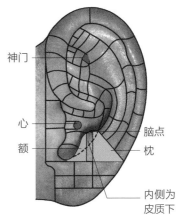

图 3-29 耳穴

⑤ 皮肤针（梅花针）疗法

用皮肤针在颈部、项背部督脉、膀胱经上轻度叩刺，10分钟左右，以皮肤红润为度。每日或隔日1次，10次为一疗程。

⑥ 拔罐疗法

取穴 心俞、肝俞、膻中、三阴交、内关。

操作 患者先俯卧，取口径3厘米的竹罐，用闪火法在心俞穴、肝俞穴拔5分钟，再令患者取仰卧位，取口径1.5厘米的玻璃罐用闪火法在膻中、内关、三阴交拔罐5分钟。每日1次。

⑦ 穴位注射法

❶ 取心俞、肝俞、脾俞（位于第11胸椎棘突下，旁开1.5寸处、足三里等穴。用维生素B_1和维生素B_{12}的混合液。每穴注入0.1~0.5毫升，隔日治疗1次。（图3-27、图3-28）

❷ 取百会、人中、合谷、太溪穴，用"癫平"注射液（由苯巴比妥0.1

克、安那咖0.5克、0.5%普鲁卡因10毫升配成），每穴注入0.1～0.5毫升，隔日治疗1次。（图3-30）

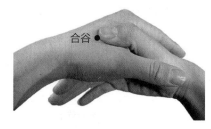

图 3-30 合谷

⑧ 药浴疗法

处方 川芎40克，白芷10克，菊花15克，白芥子10克，细辛3克，石膏50克，全蝎10克。

用法 将上药煎汤，熏洗双手，每次10分钟，每日2～3次。

⑨ 气功疗法

自然放松仰卧于床上（枕头不宜过高），双腿微叉开，舌舐上腭，微闭双目，排除杂念，以意领气从百会穴下达丹田（脐下2寸左右），呼吸轻松自然（切勿紧张）深长。5分钟以后，意念由丹田处，转到阿是穴（疼痛处）、同时一手指点按在病痛处，意想手指一股真气使痛处消失，练5～10分钟，收功。每日早晚各一次，每次10～15分钟。

⑩ 足部推拿疗法

取穴 大脑、垂体、脾、胃、肝、肾、心、肺。（图3-31、图3-32）

操作 先将拇指关节在患者足部穴位上弯曲成直角，垂直用力按压，接着去掉按压之力，手指放松，手指伸直与穴位处皮肤平行，这样有节奏地、轻柔地按压每穴约0.5分钟。然后用拇指指腹揉压上述各穴，每穴0.5分钟。最后用掌搓法由足底端向足尖部来回搓压，使足各个对应区都得到按摩，掌搓2分钟左右。每天治疗1次。10次为一疗程，疗程之间休息2～3天。

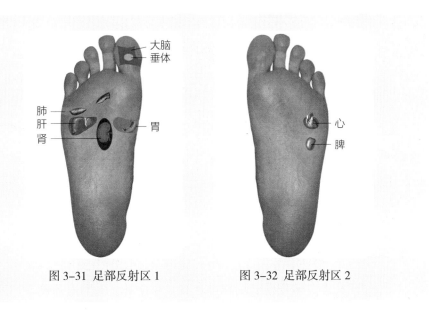

图 3-31　足部反射区 1　　　　　图 3-32　足部反射区 2

⑪ 按摩拖鞋疗法

按摩拖鞋治疗本病的触点位置是：大脑、垂体、心、肝、脾。（见图 3-31、图3-32）

每天早晚各穿1次，每次10分钟，可配合行走治疗。

⑫ 音乐疗法

音乐中节奏明快或具有螺旋式的旋律以及优美动听的乐章，都具有开畅胸怀和舒解郁闷的作用，凡情志郁结引起癔症性头痛的人皆可收听。每天2次，每次10分钟。

内蒙古民歌便是典型的解郁音乐方。如胡松华在电影《东方红》中演唱的赞歌，其音域宽广，起伏较大。而且用内蒙古特有的乐器马头琴演奏，不由得使人联想到辽阔的大草原和奔驰的骏马，具有很好的治疗作用。

第二节　肌紧张性头痛的10分钟缓解术

肌紧张性头痛又称肌收缩性头痛，是由于长期焦虑、紧张及抑郁引起头面肌及颈肌的持久收缩以及头颈部血管收缩和缺血而产生的头痛。患者情绪恶劣，终日愁眉苦脸，因而头面部肌肉持久收缩，或因工作关系，头、颈及肩胛带等部位的姿势不正常，这些部位的肌肉持久收缩而产生疼痛。

（一）临床表现

肌紧张性头痛常常发生于后枕部。有时在颞部、一侧或两侧性，呈压迫感、沉重感，患者常自述头部有紧箍感（如绳索束紧样痛）。后颈部、肩部肌肉有压痛点。有时可以摸到一个或多个硬结，叫痛性硬结。有这种硬结说明颈肌处于紧张收缩状态，头痛日夜连续存在，无中间缓解。头痛持续时间短者数小时，长者可达数月。颈部皮肤、皮下组织与颈肌均较紧张，当提起皮肤时有疼痛或有发硬的感觉。并常伴有很多神经官能症的症状。

（二）诊断要点

1 肌紧张性头痛，疼痛多见于颈、枕、颞及额部，并可放射到背部。	**2** 头痛性质为钝痛或刺痛，并伴有发紧、重压感、紧箍感。随着头部位置的改变，这种疼痛也会加重。
3 头痛日夜连续存在，无中间缓解。头痛的发作可持续数周或数月。	**4** 头痛与精神刺激和疲劳有关，发作时常伴有恶心呕吐，甚至有失眠、烦躁、记忆力减退等症状。

（三）10分钟缓解术

1 病因治疗

由于情绪紧张、焦虑、急躁引起的肌紧张性头痛的患者要及时把自己的情绪安定下来。由于职业上的特殊姿势所致者，应尽快地予以纠正，这样做往往比服用药物更有效。

2 推拿疗法

① 自我推拿方法：自我推拿疗法，是一种不受时间、地点等条件限制的简便疗法。如果患者能每天抽出一些时间，认真地自我推拿1～2次（10～20分钟），定能取得较好的疗效。方法是：

①用双手食指的第2指节的内侧缘推抹前额20～30次。（图3-33）

②用拇指指腹或中指端揉太阳穴30次。（图3-34）

③用拇指指腹或拇指端，沿颞部两侧向后推抹30次。（图3-35）

④用手中指揉百会穴30次。（图3-36）

⑤用拇指指端揉两侧风池穴30次。（图3-37）

⑥用双手拇指关节突出处，沿脊椎两旁1.5寸处自上而下按揉3遍。（图3-38）

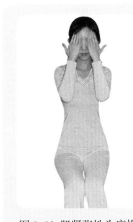

图3-33 肌紧张性头痛推拿
疗法 1

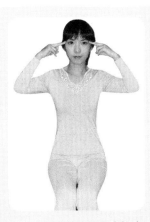

图3-34 肌紧张性头痛推拿
疗法 2

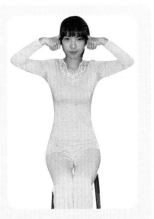

图3-35 肌紧张性头痛推拿
疗法 3

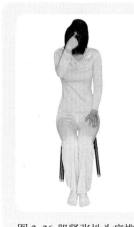
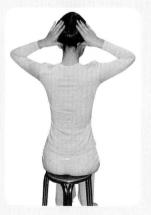
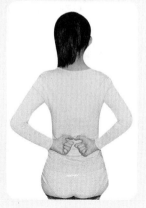

图 3-36 肌紧张性头痛推拿
疗法 4

图 3-37 肌紧张性头痛推拿
疗法 5

图 3-38 肌紧张性头痛推拿
疗法 6

② 推拿防治头痛法

①取坐位，双手食指屈成弓形，第2指节侧面紧贴印堂，由眉间向前额两侧抹。每分钟40次左右，局部有热感为宜。（图3-39）

②按揉攒竹法：用双手食指分别按在攒竹穴上，有节律地按揉1分钟，使按揉处有一定的酸胀感。（图3-40）

③按揉印堂法：双手拇指按在印堂穴上，交替进行有节律的揉按，感觉局部酸胀为度。（图3-41）

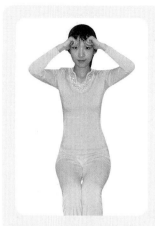
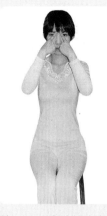
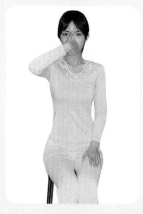

图 3-39 肌紧张性头痛推拿
疗法 7

图 3-40 肌紧张性头痛推拿
疗法 8

图 3-41 肌紧张性头痛推拿
疗法 9

④点颤风池法：用双手拇指找准穴位按揉，感到有酸胀感后双手拇指向上方用力点按，并有节律地颤动，以加强酸胀感，手法持续1分钟。

⑤掌揉太阳法：用双手掌根大面积按在穴位上，做有节律的揉动，速度宜稍慢，每分钟50次左右，至局部酸胀感较甚为宜。（图3-42）

⑥拍击头顶法：端坐，眼睛睁开前视，牙齿咬紧，用于掌心在头顶囟门处作有节律的拍击动作，约50次左有。（图3-43）

⑦掌擦面部法：双眼微闭、两掌紧贴于面部，做自上而下的摩擦运动，速度适中，每分钟60次左右，自觉面部有发热血流灌通感为止。（图3-44）

⑧提拿肩井法：用拇指与其余四指相对，反复提拿肩井穴及周围肌肉组织，反复5～10次。

以上推拿手法易学易做，每次只需10分钟，每日按摩1次即可，最好是在早晨空气新鲜时做。

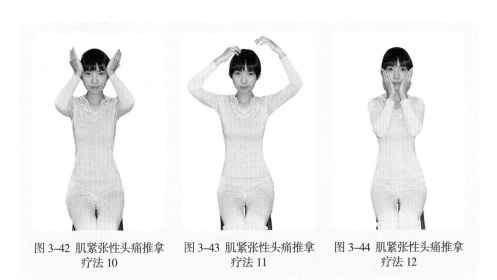

图 3-42 肌紧张性头痛推拿
疗法 10

图 3-43 肌紧张性头痛推拿
疗法 11

图 3-44 肌紧张性头痛推拿
疗法 12

3 针刺疗法

取穴

风池、太阳、翳风、合谷。

翳风：耳垂后下凹陷中。（图3-45、图3-46）

刺法 进针后多次捻转，使局部产生强烈的酸胀感留针10分钟，每日1次。

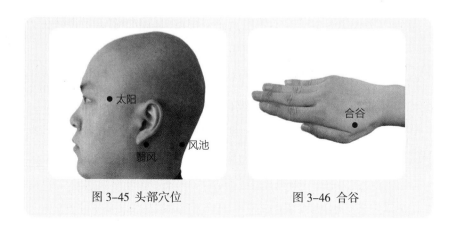

图 3-45 头部穴位　　　　　　　　　　图 3-46 合谷

④ 耳穴贴压法

耳穴 神门、皮质下、枕、额、颞、颈、颈椎。（图3-47）

方法 将3~5粒王不留行籽并排置于一长方形胶布上，然后贴敷于颈椎穴上，其余穴位均将贴附一粒王不留行籽的小方块胶布贴敷其上。每日嘱患者自行按压3~5次，每次10分钟。双耳交替使用，2~3天换对侧耳穴。

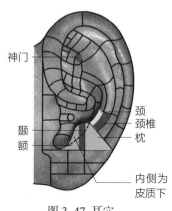

图 3-47 耳穴

⑤ 拔罐疗法

取穴 大椎、风池、肩井、太阳。（图3-48）

患者坐位，先用三棱针点刺双侧太阳穴、风池穴，再取口径1.5厘米的玻璃罐，用闪火法拔在所点刺穴位上。再取口径3厘米的玻璃罐（或陶罐）用闪火法拔在大椎穴和肩井穴处。拔5～10分钟，每天1次。

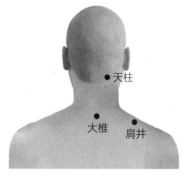

图 3-48 拔罐穴位

⑥ 穴位注射法

取穴1 阿是穴。

方法 可用局部痛点阻滞的方法，即用2%普鲁卡因2毫升或25%硫酸镁5毫升，于阿是穴注射，每点0.5～1毫升（总量不超过3毫升），每天或隔天1次，3～5次为一疗程。

取穴2 阿是穴、天柱。

方法 维生素B_1或当归注射液，每穴注入0.5毫升，每日1次。

⑦ 药物涂搽疗法

处方 天麻10克、蔓荆子10克、钩藤10克、冰片2克。

方法 将以上药物入20毫升白酒中浸泡，两周后以药酒涂搽太阳穴、风池穴及阿是穴（痛点）处，每日2次。

⑧ 药浴疗法

处方 生姜50克、川芎15克、葛根15克。

方法 将生姜切片，与其他药一起放入盆中，加热水1000毫升，煎至800毫升，擦洗头前额、太阳穴及颈项部，每次10分钟，每日2次，3～5日为一疗程。

⑨ 足部按摩法

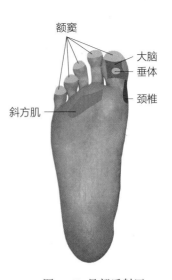

图3-49 足部反射区

取穴 大脑、垂体、颈椎、斜方肌、额窦。（图3-49）

方法 首先用伸开的手掌由足底端向足尖部来回搓压，使足底部有发热感，搓2分钟左右。再用拇、食二指分别捏压各穴，每穴约1分钟。再按揉上述各穴，每穴1分钟。

⑩ 足部功法

以脊背正直靠墙，伸展两足和脚趾，调息入静，从头上引气下行，用意念送气，达到两足中的十趾和足心。可反复21次，使足心及足趾受气为止，持续10分钟。

⑪ 按摩拖鞋疗法

按摩拖鞋治疗本病的触点位置是：大脑、垂体、颈椎、斜方肌、额窦。（图3-49）

⑫ 音乐疗法

凡是悠扬的旋律和明快的节奏，多能给人以轻松、欣快、喜乐的感觉，从而解除悲哀、焦虑、紧张、郁怒等心情，使人气和志达，心情舒畅，达到喜悦的目的。它也能使持续紧张的大脑得到放松，缓解头痛。

能使人轻松愉快的传统乐曲很多，这些乐曲多配以民间乐器如扬琴、二胡、笛子、唢呐等演奏，使曲调更显得欢畅明快，热烈非常。如笛子独奏曲《百鸟行》《荫中鸟》，用笛子模拟清脆悦耳的布谷鸟和黄鹂歌声。再如民乐唢呐《百鸟朝凤》、民乐合奏《金蛇狂舞》等，皆使人欢悦激动。现代歌曲《祝酒歌》也是一首欢畅的曲子。

每天听音乐数次，每次10分钟可治疗头痛。

⑬ 赏花疗法

一些香花（如牡丹花、芍药花、桃花、梅花、紫罗兰、柠檬花、茉莉花、兰花、山栀花、桂花、郁金花、合欢花、芙蓉花等）以其鲜艳的花色和浓郁的芳香赢得人们青睐，其色赏心悦目，其香沁人心脾，有疏肝解郁之功，凡情绪不乐，抑郁寡欢之人，宜多观赏。

每天赏花，每次10分钟，可以治疗和预防本病引起的头痛。

第三节　血管系统疾病引起头痛的 10 分钟缓解术

一、血管神经性头痛的 10 分钟缓解术

血管神经性头痛，是由于颅内外血管神经调节障碍引起反复发作的一种头

痛。多见于女性，且发作多表现为偏头痛。

（一）临床表现

1 前驱期

在头痛发作之先，约半小时或10多分钟内出现一系列症状。前驱期内最常见的症候是视觉障碍与眼部症候，如出现闪光性暗点、偏盲等。

2 头痛前期

此时颈外动脉、颈浅动脉、枕动脉等产生扩张，很快出现搏动性头痛，疼痛突然发生，多位于一侧前额部或头顶部。

3 头痛极期

疼痛在此时已达高峰。从一侧前额部向眼窝部、头顶部蔓延，眼球后也可伴有剧烈疼痛，强度逐渐增重，伴有恶心、呕吐，持续2~3小时，由高峰逐渐减退。

4 头痛后期

头痛逐渐减轻，多移行至睡眠。有时出现兴奋、欣快和头内空虚感。

（二）诊断要点

1 发作前的几分钟或十几分钟常有突然眼花、闪光暗点、彩色金星、视野缺损等先兆症状。也有不少患者有肢体麻木，感觉异常的现象，甚至还有平衡障碍和味觉异常的表现。

2 先一侧头痛，然后逐渐加重延至顶部。疼痛性质为搏动性锥钻样或刀割样病。常伴有痛侧眼球部充血、面色潮红、瞳孔散大或缩小、恶心呕吐、眩晕等症状。

3 每次发作可持续数小时或1～2天。缓解后常感乏力，精神萎靡，在间歇期时又与正常人一样。

（三）10分钟缓解术

① 推拿疗法

方法① 自我推拿法

①用拇指指腹抵住患侧太阳穴，用力按揉，以局部有酸胀感为宜，也可双侧同时进行，约1分钟。（图3-50、图3-51）

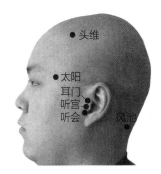

②微屈手指，用四个手指端由病侧的头维穴始，到风池穴止，用力划侧头，以侧头有热感为宜，约2分钟。

③用双手或单手的拇指、食指，捏紧病侧头皮，提起、放松，反复操作1分钟。

图 3-50 头部穴位

④五指张开呈梳状，由前额部至项部，用力拿数次，约1分钟。（图3-52）

⑤双手食指分别抵住双侧头维穴，在半个厘米的距离内进行搓揉，以局部有热感为宜，重点施于患侧，约2分钟。（图3-53）

⑥双手拇指指端分别抵住双侧风池穴，用力进行按揉，以胀痛感传至头部为宜，约1分钟。

⑦用双手拇指关节突，沿脊椎两旁一寸半处，自上而下按揉2分钟。

方法② 医生推拿法

患者仰卧闭目，医者立于患者头顶的床沿。

①分抹法：医者以两手大拇指螺纹贴按患者两眉弓间的印堂穴，并用劲沿

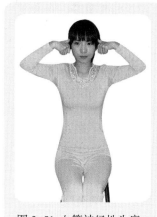
图 3-51 血管神经性头痛
自我推拿法 1

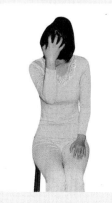
图 3-52 血管神经性头痛
自我推拿法 2

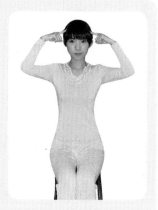
图 3-53 血管神经性头痛
自我推拿法 3

眉弓上绕，分别向外分抹至太阳穴。起手时着力应稍重，分抹中力量逐渐减轻，并稍行揉压。前额部可分上、中、下三条横线，每线须分抹7~8遍。

②抹眉弓法：医者以两手大拇指螺纹着力，从患者两眉端攒竹穴开始，沿眉弓上缘鱼腰穴分别向外揉至太阳穴。反复施术2~3遍。（图3-54）

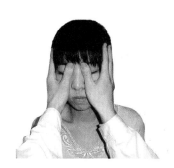
图 3-54 血管神经性头痛医生
推拿法 1

③指掐法：经过分抹、揉压等手法后，头部头痛剧烈者可用拇指掐法，沿前额有节律地指掐，反复施术3~4遍。

④指梳法：医者两手五指屈曲，以手指端着力，在患者发际中行快速而有节律的梳抓，并带压或轻掐头顶。连续施术3~4遍。（图3-55）

⑤抹眼球法：医者以两手大拇指螺纹着力，从患者两目内眦睛明穴开始，分别经外眼角向耳门、听宫、听会等穴反复施术10~15次后，沿枕骨下缘勾点到双侧风池穴，直至患者有酸胀感并向前放射时为止。此法要求轻快、柔软、深透、有力。（图3-56）

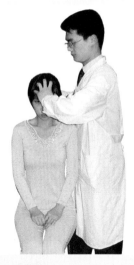 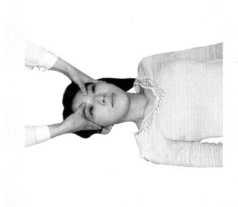

图 3-55 血管神经性头痛医生推拿疗法 2 　　图 3-56 血管神经性头痛医生推拿疗法 3

睛明：目内眦旁0.1寸。

耳门：屏上切迹前凹陷处。

听宫：耳屏前凹陷处，开口取穴。

听会：屏间切迹前凹陷处，张口取穴。（图3-50）

⑥指震法及拳震法：医者半握拳，拳心朝上，用掌指关节在前额部震颤。另有指震颤睛明穴法，是以食、拇两指使用内收力，点按睛明穴，而后震颤之。（图3-57、图3-58）

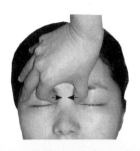 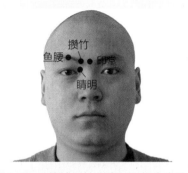

图 3-57 血管神经性头痛医生推拿疗法 4 　　图 3-58 血管神经性头痛医生推拿疗法 5

② 针刺疗法

取穴 合谷、太阳、头维、风池、委中、太冲。
委中：位于腘窝横纹正中央，两筋之间。（图3-59~图3-61）

手法 提插捻转，强刺激，然后留针10分钟，每日一次。

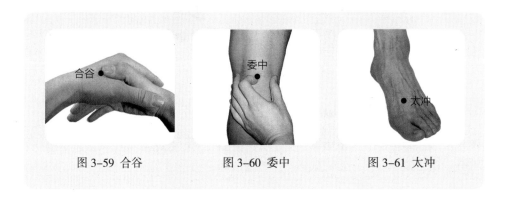

图 3-59 合谷　　　　图 3-60 委中　　　　图 3-61 太冲

③ 皮肤针疗法

取穴 太阳、风池、头维。

方法 用梅花针在上述各个穴位反复叩刺，直至皮下出血为止。隔日1次。

④ 穴位注射疗法

取穴 太阳、印堂、风池。

方法 用0.25%~1%普鲁卡因溶液3.5毫升，加咖啡因0.5毫升。每穴注入0.5~1毫升，每日或隔日1次。

⑤ 耳穴贴压法

取穴 枕、额、皮质下、神门、肝、胆。（图3-62）

方法 将王不留行籽贴附在小方块胶布上，然后贴敷于上述耳穴（双耳），3～5天更换1次。每天自行按压3～5次，每次10分钟。

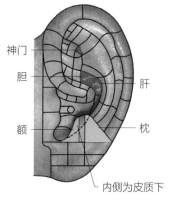

图 3-62 耳穴

⑥ 拔罐疗法

取穴 风池，肝俞，太阳。（图3-63）

操作 患者坐位，先用三棱针点刺双侧太阳穴、风池穴和肝俞穴，再取口径1.5厘米的玻璃罐，用闪火法拔在点刺穴位上5～10分钟，每天1次。

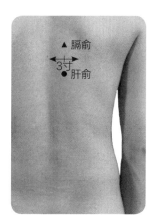

图 3-63 肝俞

⑦ 气功疗法

功法① 元阴功

站桩守窍：正身直立，两脚与肩同宽，微成内八字，双目微闭，悬顶直项，下颌微收；沉肩松胯，两臂自然下垂，虚腋，双手相叠，男左手在里右手在外，女右手在里左手在外，置于丹田处（关元穴，约位于脐下3寸）；全身放松，并使百会穴、关元穴、会阴穴（位于肛门与前阴之中点）三点垂直于一线上；舌舐上腭，自然呼吸；入静，排除一切杂念，意守丹田。（图3-64～图3-66）

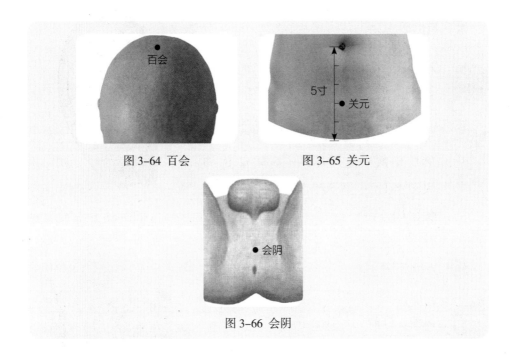

图 3-64 百会　　　　图 3-65 关元

图 3-66 会阴

气贯丹田：入静后，两手从腹前向左右两侧缓慢张开，掌心向前向上，同时呼气；然后再从两侧向腹前慢慢合拢，仍归于丹田处（男左女右），同时吸气，意识想象四周的自然之气随着两手的慢慢归拢而吸入腹内，贯充丹田，从而使内气充足、鼓荡。均采用腹式呼吸，如此一呼一吸，气贯丹田，做2分钟左右（40～60次）。

丹田外合：两手掌背相对，从丹田处慢慢向左右两侧分开、作开门式，同时呼气；然后转掌，掌心相对，慢慢合拢至丹田处，作关合式，同时吸气，如此一开一合，做2分钟左右（40～60次）。

气运八卦：两手相叠置于丹田处，做腹部按摩、手掌应不离丹田，动作宜轻宜慢，重在以意引气，意想丹田真气随着手势在腹内成圆八卦运行不息。先做顺时针按摩，气也成顺时针运行，后做逆时针按摩，气也成逆时针运行，如此各做36次。呼吸仍为腹式呼吸。

丹定少阴：两手掌背相对，从丹田处慢慢分开绕腰腹循行一周至背脊命门穴（第2腰椎棘突下），同时吸气，然后合拿下行至尾骨处，再分掌沿大腿两侧下行，同时呼气。吸气时，意识想象内气从丹田沿腰腹带脉运行一周至命门穴，然后意开命门穴，同时开始呼气，意识想象内气从命门穴夹脊下行至会阴穴后分两侧沿大腿过膝，过踝走至足下涌泉穴。如此做6次。然后两手自然下垂，置于大腿两侧，意守涌泉（图3-68），定丹于少阴。（图3-67）

涌泉呼吸法：意守涌泉片刻后，开始做涌泉呼吸法：即吸气后，意想气由两足涌泉穴吸入，经足踝、小腿、膝、大腿内侧至会阴穴而入腹内丹田；然后，在腹内稍作一停顿，随即意念命门穴同时开始呼气，使气从命门穴沿夹脊下行至会阴穴后，分两条线经大腿、过膝、过小腿、过足踝至涌泉穴呼出。如此周而复始，一呼一吸，做2~3分钟（40~60次）。手势导引：吸气时两手中指指端与拇指指端相扣，握成空心拳，然后从大腿内侧慢慢向前上提引气至两腋下（以不超过膻中穴水平为宜），呼气时，两手拳心向下，沿腋下两侧下行至大腿两侧。如此以意引气，使真气循足少阴肾经周流不息。最后意想气出涌泉后入地三尺，然后吸气，同时意想气由地下三尺升入涌泉后返于丹田归元，同时默想："我要收功了"，如此做了3次，即可收功。（图3-68）

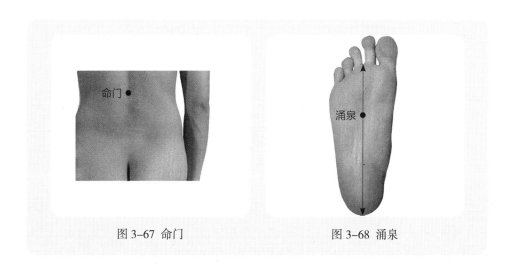

图 3-67　命门　　　　　　　　　图 3-68　涌泉

功法 2 耳功

用两手分别按摩两侧耳轮18次，然后用两手大鱼际、小鱼际处掩住耳道，手指放在后脑部，用食指压中指并滑下轻弹后脑部24次，可听到咚咚响声。

功法 3 卧功

仰卧硬板床上，枕垫高，但不要影响呼吸，目视足趾尖，调息后呼吸自然，肌肉放松，开始动作：吸气时两足踵间次下蹬，足趾、足掌随着吸气向上翘，同时两手握拳，以中指尖顶住劳宫穴（握拳中指尖处即是该穴），腹部隆起。呼气时，收腹提肛，两足趾向前向下叩，两拳也随着松开，此为1次。以8次为一遍，呼吸8次，腹部起伏8次。呼吸8次，则停止手足活动，以两手覆按于丹田之上，休息一分钟左右，再进行第2次。如手握足蹬感到疲劳，则将两手覆于丹田之上不动，听任小腹之起伏动作，而意念随之，不可松懈，意守丹田之内，体验热气之回环。（图3-69）

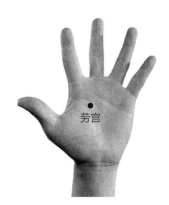

图3-69 劳宫

⑧ 敷药疗法

① 去头足斑蝥1个，杏仁半个，宫粉如杏仁大，独头蒜如杏仁大。

　　将以上药物共捣烂如泥，贴敷于太阳穴处，10分钟后去掉。贴后起泡或不起泡均无妨碍。

② 荆芥穗12.5克，穿山甲7.5克，白芷12.5克，蝼蛄7.5克，干蝎5克，土虫5克，牙皂7.5克，冰片1.5克（后兑），僵蚕5克，薄荷2.5克。

　　将以上药物共研为细末，用蜂蜜调匀，摊于纱布上，敷贴太阳穴处。

约10分钟。

③ 生乌头（草乌、川乌均可）、生南星、生白附子各等份。

上药共为细末，每周32克，加葱白连须7棵，生姜15克，切碎捣如泥，入药末和匀，用纱布包好蒸热，敷在痛处。10～30分钟，每日1次。

④ 栀子10克（研），草乌4克（研），葱汁1汤匙。

将上药调匀，贴两太阳穴、10～30分钟取下、每天贴2次。

⑤ 荞麦粉适量。

荞麦粉适量，加醋炒后，摊布上包于头部，冷则再换，每次10分钟，每天3～5次。

⑥ 乌头、南星、葱汁。

上两味药等分为末，用葱汁调涂太阳穴部。每日2～3次。

⑦ 雄黄、细辛各等分。

上药共研细末，用少许，左边痛吹入右鼻，右边痛吹入左鼻，每日1～2次。

⑧ 谷精草30克。

上药研为末，用白面糊调摊于纸上，帖于痛处，干后换药。

⑨ 药浴疗法

处方 黄烟叶50克。

方法 将黄烟叶煎汤，趁热熏洗前额及两侧太阳穴。

⑩ 手部握药疗法

药物 羌活、独活、白芍各9克，细辛6克，附子4克。

方法 上药共研细末，同葱白捣泥调和，手握至微汗出，每日2次。

⑪ 手针疗法

取穴 前头点、偏头点、头顶点、后头点。

方法 用1寸毫针在上述各穴刺入5分，强刺激，留针5～10分钟也可点按上述各穴。

⑫ 按摩拖鞋疗法

按摩拖鞋接触点位置：头、脑干、肾脏、肝脏反射区。
每天早晚各穿1次，每次10分钟。

⑬ 按摩枕疗法

先侧卧于按摩枕上5分钟，然后仰卧于按摩枕上5分钟，后自由姿势入睡。

⑭ 音乐疗法

每天听悠扬旋律和明快节奏的音乐10分钟。

二、高血压性头痛的 10 分钟缓解术

高血压性头痛的发生率根据年龄有所不同，青壮年的高血压病例发生头痛率高，而老年人则相对较少，女性稍多于男性。据统计，高血压病时有80%左右出现不同程度的头痛。

（一）临床表现

① 头痛多呈沉重感或间歇性钝痛、压迫感，成为搏动性头痛，常呈持续性，剧烈的头痛较少见。

② 常常出现全头痛，或为偏侧性。后头、前额部、眼窝部、额部局限性头痛也是常见的，但部位不恒定。青壮年高血压患者产生偏头痛者多，而老年患者多见为全头痛。

③ 头痛出现时间多在清晨或午前，从事活动后逐渐减轻或消失。清晨出现头痛是高血压头痛的一个特征。这是因为在睡眠时血压降低30～50毫米汞柱，醒后患者血压急剧上升，刺激颅内血管壁的痛觉感受器而引起头痛。

（二）诊断要点

1 ▶ 有高血压病史。

2 ▶ 头痛部位为全头、后脑或两侧太阳穴。头痛性质为钝痛、胀痛或具有跳动性，尤其在颈后也常有明显的搏动感。头痛常在晨起时比较明显。

3 ▶ 常伴有头晕、头重、脑中嗡嗡作响，耳鸣，失眠，烦躁，工作时思想不集中，容易疲乏，记忆力减退等症状。

（三）10分钟缓解术

1 推拿疗法

取穴 百会、天柱、肩井、曲池、三阴交、涌泉、合谷。（图3-70 ~ 图3-73）

曲池：屈肘，当肘横纹外端凹陷中。

方法 先以大拇指指腹按压百会穴约1分钟；再用拇指点压天柱、肩井穴各
0.5 ~ 1分钟，然后用拇指指腹由耳后乳突开始沿胸锁乳突肌经路按揉
至颈部肩胛骨上缘，反复操作约2分钟；再点压曲池、合谷穴各1分
钟；最后点压三阴交穴1分钟，揉搓足底涌泉穴2分钟。（图3-74、图
3-75）

2 针刺疗法

取穴 曲池、合谷、内关、足三里、三阴交、太阳、风池。（图3-76）

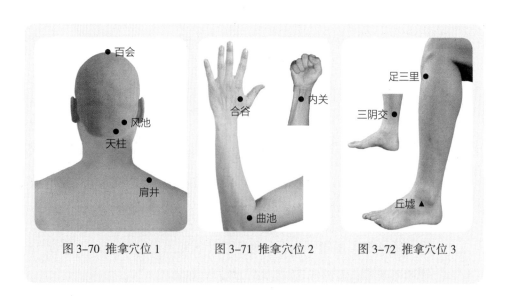

图3-70 推拿穴位1　　　图3-71 推拿穴位2　　　图3-72 推拿穴位3

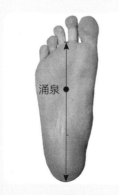

图 3-73 高血压性头痛推
拿疗法 1

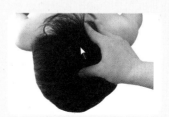

图 3-74 高血压性头痛推拿
疗法 2

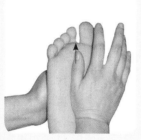

图 3-75 高血压性头痛
推拿疗法 3

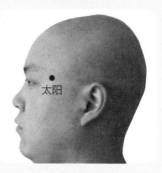

图 3-76 高血压性头痛针刺穴位

 上述穴位常规进针后，强刺激提插捻转，留针10分钟。

③ 耳穴贴压法

 肝、神门、皮质下、颞、耳背降压沟。耳背降压沟位于耳郭背面，由
内上方斜向外下方行走的凹沟处。（图3-77、图3-78）

 剪一块长短同降压沟长度的长方形胶布，其上摆放5~7粒王不留行
籽，然后贴敷于耳背降压沟上。再取4粒王不留行籽，分别贴附在4块

小方形胶布中央，贴敷于同侧耳朵的上述各穴上。按压10分钟。每日按压3～5次。3天后更换对侧耳穴，方法同上。

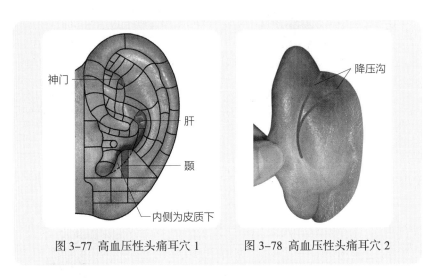

图 3-77 高血压性头痛耳穴 1　　图 3-78 高血压性头痛耳穴 2

④ 皮肤针疗法

　　用皮肤针（梅花针）叩打项后、尾骶、气管两侧，按自上而下、先内后外的顺序进行，直到皮下出血为止。

⑤ 穴位注射法

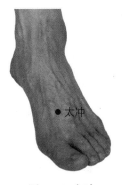

合谷、太冲、风池；内关、风池、足三里。任选一组，每穴注入5%或10%葡萄糖液3～5毫升，或维生素B_{12}注射液0.5毫升，隔日1次。（图3-79）

图 3-79 太冲

曲池、足三里。用0.25%盐酸普鲁卡因每穴注入1～2毫升，隔日1次。

拔罐疗法

方法 ❶

取穴　①肝俞、足三里。②风池、心俞、承山（位于腓肠肌两肌腹之间凹陷的顶端）。（图3-80、图3-81）

操作　第一天选第一组穴位：患者仰卧位，先用三棱针点刺双侧足三里三下，再取1.5厘米口径的玻璃罐，拔所点刺穴位5分钟；再俯卧，同前法在双侧肝俞穴拔5分钟。

第二天选第二组穴位。患者俯卧，先用三棱针点刺双侧风池穴和承山穴，再点刺双侧心俞穴，点刺后，用口径1.5厘米的玻璃罐拔5～10分钟。每天1次。每次1组，交替进行，10天为1疗程。

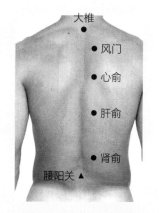

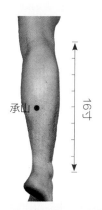

图 3-80 高血压性头痛　　　　图 3-81 承山
　　　　　拔罐穴位

方法 ❷

取穴　大椎、心俞、肾俞（位于第2腰椎棘突下，旁开1.5寸），内关、合谷。（图3-80）

方法 选用中型或小型玻璃罐，用闪火法拔于上述各穴，约5～10分钟起罐。

⑦ 敷药疗法

① 桃仁、杏仁各12克，栀子3克，胡椒7粒，糯米14粒。

上药共捣烂，加1个鸡蛋清调成糊状，分3次用。于每晚临睡前敷贴于足心涌泉穴。每夜1次，每次敷1足，两足交替敷贴，6次为1疗程。（贴10分钟取下或第二天晨取下均可）。

② 吴茱萸适量。

上药研成细末，每次取18～30克，用醋调匀敷于两足心。最好睡前贴，用布包裹，轻者每日1次，贴药时间稍短；重者贴药时间可延长至12小时。

③ 盐附子、大生地各30克。食醋适量。

将附子、生地共研为细末，用食醋调成糊状敷于两脚心涌泉穴处。每晚1次，连续敷用。

④ 吴茱萸30克，川芎30克，白芷30克。

将以上药物共研成细末，过筛，取药末15克，以脱脂棉薄裹如小球状，填入脐孔内，用手向下压紧，外以纱布覆盖，胶布固定。每日换药一次，10天为1疗程。

⑤ 肉桂、吴茱萸、磁石各等分。

将以上药物共研为细末，密封备用。治疗时取药末5克，用蜂蜜调成药饼，敷于涌泉穴。每天于临睡前贴药，并胶布固定，艾卷悬灸10分钟。

⑧ 药浴疗法

方法①

处方 石决明、磁石、党参、黄芪、当归、桑枝、枳壳、蔓荆子、白蒺藜、白芍、炒杜仲、牛膝各6克，独活18克。

方法 将上药用水煎取汁1500毫升，待水温40～50℃时，浸泡双足。浸泡一阵后，逐渐加水至踝关节以上，保持水温在40～50℃，两脚不停地相互搓动，足浴时间10～30分钟，每日一次。

方法②

处方 夏枯草30克，钩藤20克，桑叶15克，菊花20克。

方法 以上各药共煎水洗脚，每日1～2次，每次10～15分钟，10～15日为1疗程。

方法③

处方 香瓜藤、西瓜藤、黄瓜藤各30克。

方法 将上药煎汤取汁，浸泡双足，每次10分钟，每日2次，日换药1剂。

方法④

处方 豨莶草、罗布麻叶、牡蛎、夜交藤、吴茱萸各适量。

方法 将以上药物加水煎煮成汁，去渣，趁热洗浴全身。药汁可重复洗浴2～3次。

方法 5

处方 钩藤20克，冰片少许。

方法 将钩藤剪碎，布包冰片少许，放入盆内并加温水洗脚，每次10～20分钟，早晚各1次，10日为1疗程。

⑨ 气功疗法

方法 1 放松功

将身体分成两侧、前面、后面三条线，有步骤、有节奏地依次放松。

第一条线（两侧）头部两侧→颈部两侧→肩部→小臂→肘关节→前臂→腕关节→两手→十指。

第二条线（前面）面部→颈部→胸部→腹部→两大腿→膝关节→两小腿→两脚→十脚趾。

第三条线（后面）后脑部→后项部→背部→腰部→两大腿后面→两膝窝→两小腿后曲→两脚→两脚底。

练功者取站式或坐式、身体及四肢安放舒适自如。双目微闭，心神安宁，采取自然呼吸。先注意一个部位，默念"松"，使该部位放松，再注意次一个部位，默念"松"。依次放松第一、二、三线的各个部位。每放松完一条线，在该线的止息点（最后一个部位）轻轻意守一下，1～2分钟。放完三条线为一个循环，把注意集中在脐下3寸的丹田处，意守3～4分钟，然后收功。收功时应缓慢从容，徐徐睁开眼，可配合摩面、搓手等辅助功。

方法 ② 站桩功

预备姿势：站立，两脚八字分开，宽与肩齐，两腿保持一定的弯曲度，臀部似坐非坐，含胸拔背，双手叉腰，两目轻闭，微露一线之光、自然呼吸2～3分钟，以使思想逐步集中，排除杂念，再做自上而下的放松功2～3分钟，然后练下势。

提抱势：接上势，两脚踏实地面，平均用力，全身力量放于脚掌稍后处，两膝微屈。上体保持正直，臂呈半圆，腋悬半虚，肩稍后张，使心胸开阔，全身持虚灵挺拔之势，两手指相对，指尖相隔三拳左右，位于脐下，掌心向上，犹如抱一大气球，头正直或稍后仰，口微张，全身放松，仅松而不懈。

意念活动：设想自己在浴室中进行温度适宜的淋浴，水不断从头顶缓缓流到脚底，然后用意念注意听冲到脚下的水流声潺潺流入地下，由上而下，不断流淌。

呼吸要求：本功法不要求有意识的呼吸法，整个练功过程均采用自然呼吸。

练功时间：每次以10分钟为度。体弱者可酌减。随练功熟练程度和体力增强，可逐渐增加练功时间，每天可练2～5次。总之，练功时间和次数，以不感疲劳、不适，而觉舒畅、精力充沛为宜。

方法 ③ 降压功

两脚分开，与肩同宽，屈膝，落胯，收腹提肛，松腰虚腋，含胸拔背，垂肩坠肘，松腕，悬顶，舌上抵，目平视轻闭合，以此姿势站立，安静2～3分钟。

①做中丹田开合。双掌从体侧向中合拢按于中丹田（脐下1.3寸），做3个长嘘吸，要深细长匀，双手背相对向外分开二尺许，再反转掌心相对，合回至丹田处，做3个回合。

②做第一段蹲降。双手指尖向下，手心向里，顺胸前外方提至印堂穴处，

变为中指相接，贴头部摩至百会穴，右手内劳宫穴对准左手外劳宫穴，重叠按在百会穴上（女左手在上），轻微缓慢按摩，正9转、反9转，再3按、3嘘吸；双掌经前额移至印堂穴，两手中指相接，掌心向下，手掌平放，徐徐降至膻中穴时，边嘘气边下蹲，手下降至丹田穴时，变为手背相对，指尖指地下两脚间处，思维想着这个地下点，手降至膝盖时，把气呼出，暂不起立，吸气后稍快站起，手仍为下垂式，做3次蹲降动作。

③再做3次中丹田开合。

④做第二阶段蹲降。与第一阶段蹲降不同处是：双手上提至人中穴时，平掌，手心向下，徐徐蹲降嘘气，当手降至膝部阴陵泉穴处，呼完气，再吸气，起立，做3次。

⑤再做3次中丹田开合。

⑥做第三阶段蹲降，所不同者是：双手提至膻中穴时，平掌蹲降嘘气，双手指地。当手降到膝部时，呼完气，稍停、再吸气，起立，做3次。

⑦收功。再做3次中丹田开合，双手在丹田穴稳一会儿后，先收手后收脚。

方法4 禅密降压功

① 手足相对提按：

导引动作：合目（以下各节均同），两脚开立与肩同宽，脚尖稍外翻，体重落于双足跟，以利放松身体和调整呼吸。两臂微屈，腋肋空，肘尖略外撑，双掌在胯前，手内劳宫穴与足涌泉穴上下相对，双掌连续缓慢、轻柔地上提下按。

意念活动：现意守气海，后转念于手内劳宫穴与涌泉穴，体察手足心的气感。

吐纳方法：采用均匀、细缓的呼吸，慢慢达到"似有似无"的"胎息"境地。

此法除站式外，根据身体情况，坐卧均可但以舒适自然为前提。

②疏通任冲二脉：

导引动作：接上势。两掌下按，两臂下落后，再由体侧平举至头上，直臂上托，掌心向上，掌心转向里，双掌一上一下一先一后，经面、胸、腹部的正中线、沿任脉下落，再分落于两脚之上。手足相对两掌上下提按。两臂再上举，双掌上托后依前法下落，但双掌经面部落至胸前时，要左右分开，沿冲脉下落至胯前。然后再分于两脚之上，手足心相对，两掌上下提按。

意念活动：由体侧举臂至头，意念于两臂由水中擎出，水又顺臂而下；直臂上托时，意想天降细雨；双掌沿任脉或冲脉下落时，意念细雨淋浴全身；双掌分置于两脚之上后，体验雨水沿身下流继而流入脚下深井之中。

吐纳方法：举臂双掌上托时，吸气，双掌沿任脉或冲脉下落直至分置于两脚之上时，呼气。

③疏通督、带脉：

导引动作：疏通督脉与疏通任脉的动作相同，只是沿身后正中线下落。疏通带脉的动作，是在疏通任脉的双掌沿身前正中线下落至脐部时，双掌分开，先后交替用单掌（掌心向上），沿腰带处向胁和身后划弧各一二次，两掌收回，手足心相对，两掌上下提按。

意念活动：疏通督脉时，存意念于细雨通透脊髓，再流入地下井内，滴滴有声。疏通带脉时，存念于双掌在水中划动似有阻力，觉有冷热。

吐纳方法：疏通督脉与疏通任脉的呼吸相同，疏通带脉时，因导引动作增多，故呼气较疏通任、督、冲脉的呼气应有所延长，但应逐渐体会。

④脊柱摆、蛹、扭动：

导引动作：接上势。脊柱摆动，即在两臂由体侧平举至头的动作中加上脊柱由下向上的左右摆动；脊柱蛹动，即在疏通任脉的动作中，加上跟随双掌由面、胸、腹下落的同时，脊柱的颈椎、胸椎、腰椎和骶椎由下至上，做波浪形蛹动；脊柱扭动，是在疏通带脉的动作中，跟随左或右掌向身后划弧的同时，腰肢向左或向右扭动，然后两掌收回，手足相对，两掌上下提按。

意念活动：摆功和蛹动，似觉身在水中，由于躯干的摆和蛹，身躯的前后似觉有水在冲撞、击荡，即体察全身气感。

吐纳方法：与疏通任、督、冲、带脉的吐纳相同。

⑤ 注意事项：

练功时松衣宽带，穿平底鞋，不饥不饱，选择安静、幽美、空气新鲜流畅的场所；晨间空腹练功，在功前喝一杯温开水，晚间睡觉前再练一次，需长期坚持，方可见效；酒后、心情不佳、妊娠期、月经期暂停练功。

⑩ 足部推拿疗法

取穴 头、肾脏、肝脏、心脏、膀胱、内耳迷路。（图3-82、图3-83）

方法 先将手伸开，由足底向足尖部来回搓擦约1分钟，再用拇指点揉上述各穴，每穴1～2分钟。每天1次，10次为1疗程。

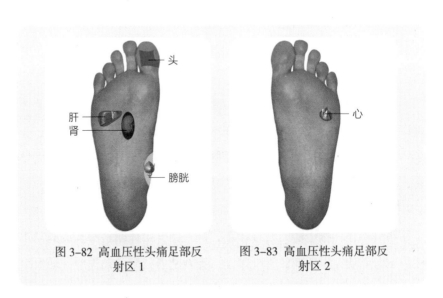

图3-82 高血压性头痛足部反射区1　　图3-83 高血压性头痛足部反射区2

⑪ 足部外敷法

①　吴茱萸、川芎各5克。研为细末，蛋清调如膏，摊于硫酸纸上，敷于足底踇趾的头对应区，胶布固定。

②　苦瓜藤10克，灯笼泡1把，捣烂敷头对应区。

⑫ 饮食疗法

高血压性头痛患者一般不宜进高胆固醇、高动物脂肪食物（如肥肉、猪油、蛋黄、牛奶等），同时，要限制糖的摄入。多食富有维生素C的蔬菜、水果、豆类等。并要戒烟，减少饮酒。

三、低血压性头痛的 10 分钟缓解术

低血压多见于青年女性，收缩压经常在80～90毫米汞柱下，是交感神经紧张不足的结果。

（一）诊断要点

1　头部隐隐作痛，但有时也有较剧烈的钝痛或搏动样痛。常伴有头晕眼花，耳鸣目眩，腰酸背楚，全身之力。轻度浮肿等症状。

2　体力活动时头痛加重。心悸气短，颜面苍白，甚至发生昏厥。平卧休息后症状可减轻。

（二）10分钟缓解术

1 推拿疗法

方法 1

　　患者取坐位，背朝医者，先用拇指按揉督脉，循头部至腰，反复5遍。再令患者仰卧位，按揉任脉（前正中线），并在中、下丹田处按中有揉，揉中有按、点压互使。每日1次，每次10分钟，10次为一个疗程。（图3-84、图3-85）

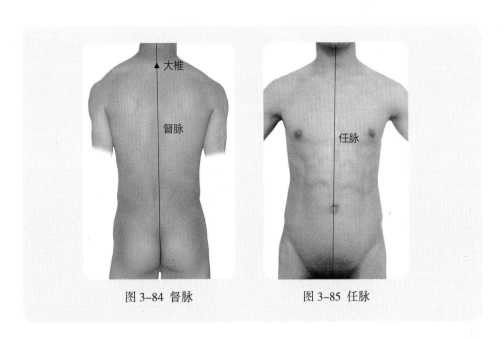

图 3-84 督脉　　　　　　　图 3-85 任脉

方法 2

　　①用一指禅推法从印堂开始。斜向上经阳白推至头维、太阳，再从印堂沿攒竹、鱼腰推至太阳各往返3～4遍。（图3-86）

　　②摩腹部6分钟，以中脘、气海、关元为重点。横擦左侧背部及其直擦背部督脉，以热为度。（图3-87～图3-89）

中脘：位于前正中线，脐上4寸。（图3-87）

气海：位于前正中线，脐下1.5寸。（图3-88）

关元：位于前正中线，脐下3寸。（图3-89）

③最后按揉两侧心俞、膈俞、足三里、三阴交，每穴0.5分钟。

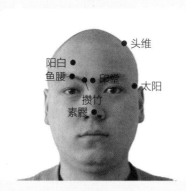

图 3-86 低血压性头痛推拿穴位 1

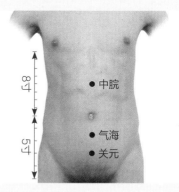

图 3-87 低血压性头痛推拿穴位 2

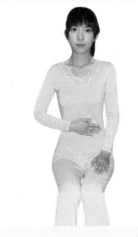

图 3-88 低血压性头痛推拿疗法 1

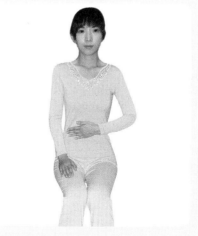

图 3-89 低血压性头痛推拿疗法 2

 方法 3

取穴 百会、天柱、肩井、中脘、心俞、肾俞、太溪。（图3-90~图3-92）

方法 先用拇指指腹重压头顶百会穴约1分钟，再用两手拇指以外的其余四指端缓缓揉按双侧天柱穴约2分钟；接着由天柱向肩井加以按摩，约1分钟；最后点压中脘、心俞、肾俞、太溪穴，每穴约1~2分钟。

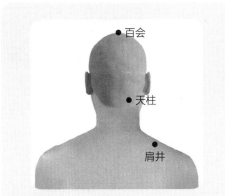 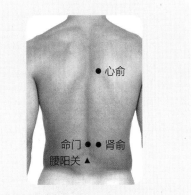

图 3-90 低血压性头痛推拿穴位 3　图 3-91 低血压性头痛推拿穴位 4

② 针刺疗法

取穴 可取内关、素髎（位于鼻尖处），或关元、足三里。配大椎、命门等穴。（图3-92）

操作 内关采用强刺激，关元、足三里穴可用温针灸法（即先将毫针刺入穴位后，提插捻转，得气后将毫针留在适当的深度，在针柄上穿置一段长约1~2厘米的艾条施灸从靠近皮肤侧点燃艾条，留针10分钟。

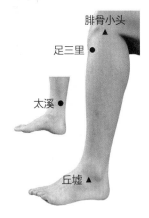

图 3-92 低血压性头痛
推拿穴位 5

③ 艾灸法

取穴 百会、中脘、关元、足三里。

百会穴用艾条温和灸法（即将艾条一端点燃。对准百会穴处，距离1寸左右进行熏灸，以局部有温热感而无灼痛为度），灸3分钟左右；其余穴用艾条温和灸，或用艾炷直接灸法（即将艾绒制成大小不等的圆锥形艾炷，置于穴位上点燃，不等艾火烧到皮肤，即用镊子将艾炷夹去或压灭。一般艾炷底面直径3分左右），每穴灸3壮，2～3天灸1次。

④ 敷药疗法

处方 吴茱萸（胆汁拌制）100克，龙胆草50克，土硫黄20克，朱砂15克，明矾30克，小蓟根汁适量。

先将前五味药粉碎为末。过筛，加入小蓟根汁，调和成糊。取药糊敷于神阙、双涌泉穴上，每穴用10～15克，上盖纱布，胶布固定。隔日1次，10次为1疗程。

⑤ 耳穴贴压法

取穴 交感、心、神门、皮质下、升压点。（图3-93）

耳郭常规消毒后，将王不留行籽贴附在小方块胶布中央。然后贴敷于上述耳穴上，患者每天可自行按压3～5次，每次10分钟。3天后更换耳穴。

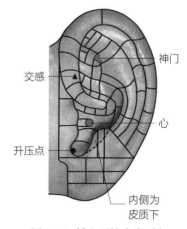

图 3-93 低血压性头痛耳穴

⑥ 药浴疗法

处方 生地、桑寄生各200克。

方法 将上药装纱布包内，放入热水浴池内，10分钟后进入药池内浸泡10分钟，每日1次。

⑦ 气功疗法

① 姿势

①仰卧式：仰卧床上。头微前俯，躯干平直，两臂自然舒伸，十指松展，掌心向下，放于身侧，下肢自然伸展，脚跟靠拢，足尖自然分开。双目轻闭或微露一线之光，口依呼吸之需而开合。

②坐势：端坐椅上。头微前俯，躯体端正，含胸拔背、松肩垂肘，十指舒展，掌心向下，轻放于大腿膝部。两脚前后平行分开，与肩同宽、小腿与地面垂直，膝关节屈曲90°（坐椅高低不适时，可在臀下或脚下垫物调节）。口目动作同上。（图3-94）

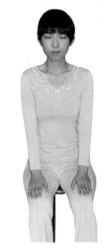

图 3-94 低血压性头痛气功疗法

② 呼吸

要求呼、吸、停顿与舌动、默念等动作自然配合，常用呼吸法有两种：

①轻合口，以鼻呼吸。先行吸气，用意领气下达小腹，吸气后稍停顿，再把气徐徐呼出。并默念字句配合，一般先由3个字开始，以后可逐渐增多字数，但不超过9个字。词句常用的有"自己静""通身全静""自己静坐好""内脏动，大脑静""坚持练功能健康"等。默念要和呼吸舌动密切结合起来，以默念"自己静"为例，吸气时默念"自"，停顿时念"己"，呼气时默念"静"。舌动是指舌之起落而言，吸气时舌抬起抵于上腭，停顿时舌不动，呼气时舌随之落下。

②以鼻呼吸，或口鼻兼用。先行吸气，不停顿，随之徐徐呼气，呼毕再行停顿。默念字句的内容同上法，吸气时默含第一个字，呼气时默念第二个字，

停顿时默念剩余的字。吸气时舌抵上腭，呼气时舌落下，停顿时舌不动。

③ 意守

意守是指练功者意念集中于某物或某形象，为练功的重要手段，具有集中精神、排除杂念的作用。在此应意守丹田（气海穴，脐下1.5寸）。丹田为孔窍，但意守时不可专注一点或拘泥尺寸，可想成以气海穴为圆心的一个圆形面积，也可想象成一个球形体积。

④ 练功时间

一般在练功前5分钟在室内收心散步，并饮少量开水，咽时应汩汩有声，送入丹田，有助于平心静气。练功时间为10分钟左右，每日早晚各1次。

⑧ 饮食疗法

① 要注意改善肠胃的功能，增加营养，特别是一日三餐，要妥善的安排。如早餐：嫩鸡蛋1个、大米粥半两、烤馒头干2两、酱豆腐少许。上午10时：鹿茸口服液5毫升，牛奶半斤加糖半两。午餐：瘦肉、菠菜、碎香干一盘、白菜末豆腐汤一碗、蒸大米饭2两。晚餐：牛肉丸子烧胡萝卜泥一盘、大米粥1两、蒸馒头2两。

② 人参叶30克，每天分次泡茶饮。

⑨ 足针疗法

取穴 足针3号、25号穴。

3号穴：位于足底后缘中点直上3寸，即外踝与内踝连线足底之中点。（图3-95）

25号穴：位于第3趾的第2关节内侧赤白肉际处。（图3-96）

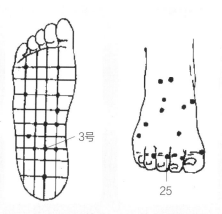

图 3-95 足针穴位 1　图 3-96 足针穴位 2

取1寸毫针刺入上述定位，留针10分钟。每日或隔日针一次，7～10天为1疗程、休息2～3天，再针第二疗程。

四、脑血管意外引起头痛的 10 分钟缓解术

通常所说的脑血管意外，包括脑出血、蛛网膜下腔出血、脑血栓形成、脑栓塞等，这些疾病在发病过程中都有不同程度的头痛。由于它起病急、发展快、病情重，常是老年人死亡的主要原因之一，因此应引起我们高度的重视。

（一）几种脑血管意外的临床表现

1 脑出血

脑出血多指脑内血管病变破裂而引起出血。这类患者以50岁左右高血压患者发病最多，一般在体力或脑力紧张活动时容易发病（如用力抬举重物，心情激动、使劲排便等）。脑出血常无预感而突然急骤发生，往往在数分钟到数十分钟内病情发展到高峰。发病时先感剧烈头痛，随即发生呕吐，重则呕吐物为咖啡色。常在短时间内神志转为模糊或昏迷。呼吸深沉带有鼾声，重则呈潮式或不规则。脉搏缓慢有力，血压升高，面色潮红或苍白，全身可大汗淋漓，大小便失禁，偶见抽搐。若昏迷不深，可发现轻度脑膜刺激症状。

2 蛛网膜下腔出血

脑表面血管破裂出血流入蛛网膜和软膜间的蛛网膜下腔，称为蛛网膜下腔出血。动脉瘤破裂是蛛网膜下腔出血最常见的原因，这类患者可发生在睡眠状态或无明显诱因的情况下，但多数在日常活动状态时起病。部分患者因使劲大便、抬举重物或性生活时发病。最突出的表现是剧烈的局限性劈裂样头痛，逐

渐头痛遍及整个头部、后枕、颈肩、背腰、四肢等处。患者常有明显畏光、怕声、拒动等，并有显著的脑膜刺激征（表现为颈项强直等）。

③ 脑血栓形成

脑血栓是指由于脑部动脉粥样硬化，使得血栓形成，血管管腔狭窄或闭塞，致使脑供血不足引起脑局部组织坏死的疾病。这种患者一般头痛较轻，安静时发病较多，常在晨间睡醒后发现症状。症状常在几小时或较长时间内逐渐加重，呈梯形进展型。意识常保持清晰而有明显偏瘫、失语等神经局灶功能缺失。且发病年龄较高，多发于60岁以上，且多伴有高血压、脑动脉硬化等病史。

④ 脑栓塞

由于异常物体（固体、液体或气体）沿血液循环进入脑动脉或供应脑的颈部动脉，造成血流阻塞而产生脑梗死，称为脑栓塞。脑栓塞起病急骤，大多数无任何前驱症状，起病后常于数秒钟或很短时间内症状发展至高峰。脑栓塞患者约半数于起病时有不同程度的意识障碍，但这种意识障碍的时间很短暂。一部分患者在起病时出现栓塞病灶侧头痛。

（二）诊断要点

1　好发于40岁以上的成年人，常伴较剧烈的头痛、呕吐或惊厥。

2　常常突然出现神经系统的症状，一般从局部运动障碍、感觉障碍减退开始，继而语言失利，最后到深度昏迷的状况。

3　多数患者原先有高血压、动脉硬化、风湿性心脏病或动脉瘤等心血管疾病，另外，由于出血性头痛和闭塞性头痛在治疗上截然不同所以进行认真的鉴别诊断非常重要。其主要区别如下表所示：

鉴别要点	脑出血	蛛网膜下腔出血	脑血栓形成	脑栓塞
年龄	45~55	20~40	60~70	20~40
既往史	高血压、动脉硬化	脑动脉瘤	高血压、脑动脉硬化	心脏病
起病情况	常在情绪激动、用力抬物、排便时突然发病	同左	多在休息或睡眠时发生，起病缓慢	由于心脏内栓子脱落引起，起病急剧
意识	大多昏迷	清醒、躁动或昏迷	大多清醒	大多清醒
头痛	剧烈	剧烈	较轻	较轻
血压	显著升高	正常或稍高	正常或稍高	正常
体征	有偏瘫及轻度脑膜刺激征	有显著脑膜刺激征，常无偏瘫	有偏瘫，无脑膜刺激征	同左
全身反应	常有白细胞升高、发热等	同左	一般无	一般无
脑脊液	压力升高，含血	压力升高，血性	压力多正常，清透	压力正常，清透

（三）10分钟缓解术

脑血管意外的头痛在其发生后，一般要针对病因及时进行就地抢救（多采用西药积极救治）。特别是脑出血者，要尽可能少搬动，因这样搬动会加重出血，致使已经停止出血的血管再次破裂出血，从而加重头痛及诸症。正确的措施应该是：让患者完全卧床，头部宜稍垫高，取略后仰侧卧位，以便呕吐物及时排出，避免窒息或吸入性肺炎的发生。褥子要保持平整、干燥、清洁、翻身不要用力过猛，尤其是头部一定要徐徐转动。翻身后要注意头痛是否加重、皮肤有否压红或变色，若有变色要用手轻轻按摩10分钟，以防褥疮。同时，应及早与急救中心或医院联系，以采取抢救措施。

在采取西药积极救治的同时，配合针刺治疗往往可以取得满意的效果。

若表现为头痛渐增，继而骤然昏倒，神志迷糊，不省人事，牙关紧闭，两手紧握，面赤便结，喉中痰鸣，则为闭证。取穴：人中、内关、十指尖等。手法：先十指尖放血，再强刺激人中、内关穴。最后，针刺风池、百会、合谷，留针10分钟。

若表现为头痛剧烈，继则骤然昏仆，不省人事，目合口张，手撒肢冷，面色苍白，大汗淋漓，则为脱证。取穴：人中、百会、涌泉、气海、关元、神阙、足三里等。方法：先刺人中、百会、涌泉，中等强度刺激；再用艾条悬灸关元、气海、足三里；神阙用隔盐灸（先将纸浸湿，铺脐孔中，上用细食盐填平，再放上艾炷施灸，灸至觉痛时换炷再灸，不拘壮数）。

若患者经抢救苏醒，且病情得以控制，趋于稳定，只是头痛仍旧存在者，可用以下方法治疗：

1 推拿疗法

① 患者取俯卧位，医者立于一侧，先按督脉，揉捏膀胱经，由上而下至腰骶部，反复2~3遍，使肌肉放松。（图3-97）

② 患者仰卧，医者立于患者头顶的床沿做以下手法：

①医者以两手大拇指螺纹贴按患者两眉弓间的印堂穴，并用劲沿眉弓上缘，分别向外分抹至太阳穴。前额部可分上、中、下三条横线，每线须分抹7~8遍。（图3-98、图3-99）

②医者以两手大拇指螺纹着力，从患者两攒竹穴开始，沿眉弓上缘鱼腰穴，分别向外揉至太阳穴。反复2~3次。（图3-100~图3-102）

③医者用拇指压头顶百会、四神聪及颈后风池穴，各0.5~1分钟。（图3-103、图3-104）

④医者以两手大拇指螺纹着力，从患者两目睛明穴开始，反复抹眼球10~15次。（图3-105）

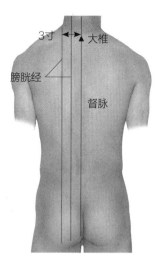

图 3-97　督脉、膀胱经

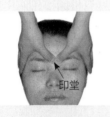

图 3-98 脑血管意外头痛
按摩印堂

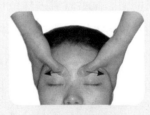

图 3-99 脑血管意外头痛
分推眉弓

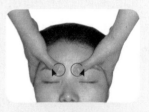

图 3-100 脑血管意外头痛
按揉攒竹

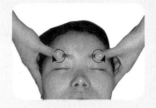

图 3-101 脑血管意外头痛
按揉鱼腰

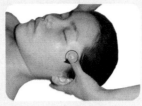

图 3-102 脑血管意外头痛
按揉太阳

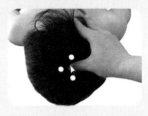

图 3-103 脑血管意外头痛
点按百会、四神聪

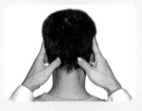

图 3-104 脑血管意外头痛
点按风池

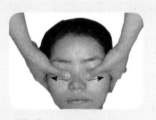

图 3-105 脑血管意外头痛
分抹眼球

③ 可按情况加减：

①手足偏瘫：加按揉患肢，以阳明经为主，一般反复3~5遍。

②舌强不语：加点按顶部，按推下颌耳前3遍，掐中指甲端。

③口眼㖞斜：按揉患侧颜面，沿耳前循耳后向上至风池反复操作3~5遍，点掐双手合谷穴2~3分钟。

2 针刺疗法

取穴

太阳、风池、头维、合谷、列缺。（图3-106~图3-108）

列缺：两手虎口交叉，食指尖端处即是穴。

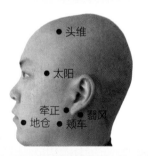
图 3-106 脑血管意外头痛针刺穴位 1

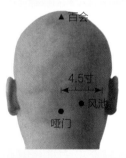
图 3-107 脑血管意外头痛针刺穴位 2

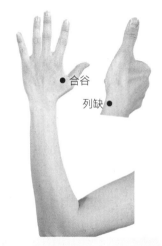
图 3-108 脑血管意外头痛针刺穴位 3

若伴有语言謇涩，加刺哑门（后发际正中直上0.5寸）、廉泉（前正中线上，喉结与下颌连线之中点）。（图3-109）

若伴口眼㖞斜，加刺翳风、地仓（口角旁0.4寸）、颊车（咀嚼时咬肌最高点）、牵正（耳垂正中前1寸）。

若伴有上肢瘫痪，加刺肩髃（举臂时肩峰前凹陷处）、曲池、手三里（曲池下2寸）、合谷等。（图3-110）

若伴有下肢瘫痪，加刺环跳（股骨大转子与骶裂孔连线的外1/3与内

2/3交界处）、风市、阳陵泉（腓骨小头前方凹陷处）、足三里、委中、悬钟（外踝上3寸，腓骨骨后缘）等。（图3-111～图3-114）

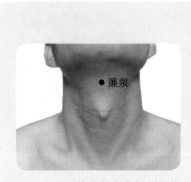

图 3-109 脑血管意外头痛针刺穴位 4

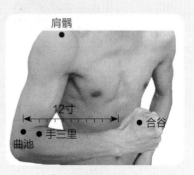

图 3-110 脑血管意外头痛针刺穴位 5

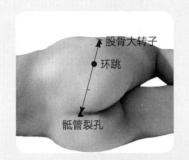

图 3-111 脑血管意外头痛针刺穴位 6

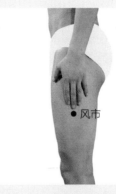

图 3-112 脑血管意外头痛针刺穴位 7

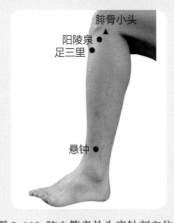

图 3-113 脑血管意外头痛针刺穴位 8

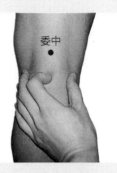

图 3-114 脑血管意外头痛针刺穴位 9

哑门、廉泉强刺激不留针，面部穴位用透刺法，其余穴位强刺激，可留针10~15分钟。对初病者，每日1次；恢复期隔日1次，15次为1疗程。

③ 耳穴贴压法

 取穴 肾上腺、神门、肾、脾、肝、心、脑点、耳尖、瘫痪相应部位（上肢、下肢）。（图3-115）

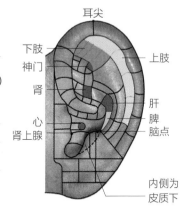

图 3-115 脑血管意外头痛耳压

方法 将王不留行籽贴附在小方块胶布中央。然后贴敷于上述耳穴上（上肢、下肢穴，可选王不留行籽数粒并排贴附在长方形胶布上，再固定于耳穴），每日自行按压3~5次，每次10分钟，3天后更换耳豆。

④ 皮肤针疗法

 取穴 夹脊穴。语言謇涩加哑门、廉泉；偏瘫加手足阳明、少阳经循行路线。（图3-116）

方法 中等度叩刺，每日1次，每次10分钟，10次为1疗程。

⑤ 拔罐疗法

 取穴 ①太阳、大杼、风市、肩髃。②肩贞（肩关节后下方，上臂内收时，腋缝尺端上1寸处）、环跳。③心俞、肝俞、肾俞。（图3-117~图3-122）

方法 第一天选第一组穴位。患者坐位，先用三棱针点刺太阳穴出血后，取口径1.5厘米的玻璃罐用闪火法拔在点刺部位上，其取口径3厘米的玻

图 3-116 脑血管意外头痛皮肤针穴位

璃罐拔在大杼穴和肩髃穴上，拔5分钟。再令患者侧卧位，用闪火法拔在患侧风市穴5分钟。

第二天选第二组穴位。患者侧卧位，取口径3厘米玻璃罐，用闪火法

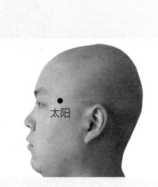

图 3-117 脑血管意外头痛拔罐穴位 1

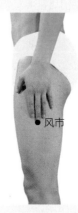

图 3-118 脑血管意外头痛拔罐穴位 2

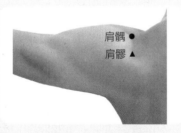

图 3-119 脑血管意外头痛拔罐穴位 3

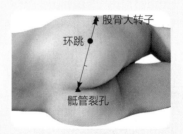

图 3-120 脑血管意外头痛拔罐穴位 4

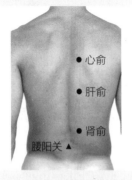

图 3-121 脑血管意外头痛拔罐穴位 5

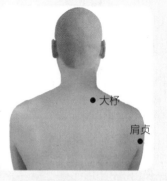

图 3-122 脑血管意外头痛拔罐穴位 6

在患侧肩贞穴和环跳穴拔10分钟。

第三天选第三组穴位。患者俯卧，取口径3厘米玻璃罐，用闪火法在双侧心俞穴、肝俞穴、肾俞穴拔10分钟。每天1次，每次1组穴位，交替依次进行，15天为一疗程，休息5天进行下一疗程。

6 药浴疗法

处方 川芎15克、僵蚕20克、香白芷15克、晚蚕沙30克。

方法 将上药共入砂锅内，加水5碗，煎至3碗。用厚纸将砂锅口糊封，并视疼痛部位大小，盖纸中心开一孔，令患者痛位对准纸孔（两目紧闭或用手巾包之），上面覆盖一块大方手巾罩住头部，以热药气熏蒸10分钟，每日2次，每日一剂。该方法用于瘀血性脑血管病（脑血栓形成、脑栓塞）引起的头痛。

随症加减 ①伴半身不遂者：用木瓜、桑枝、当归、黄花、赤芍、川芎各50克，红花15克共煎汤取汁，擦洗瘫痪侧肢体。每次10分钟，每日3次。

②伴中风后手足拘挛者：将伸筋草、透骨草、红花各3克共置于搪瓷脸盆中，加清水2千克，煮沸10分钟后取出，药液温度以50～60℃为宜，先浸洗手部，后浸洗足部，每次浸洗10分钟，每日3次。（浸洗时，手指、足趾在汤液中进行自主伸屈活动）。

7 药物敷贴疗法（敷药疗法）

处方 去头足斑蝥1个，杏仁半个，宫粉如杏仁大，独头蒜如杏仁大。将上述药物共捣烂如泥，敷贴于太阳穴处，10分钟后去掉。贴后或起泡或不起泡均无妨碍。

①左瘫用四物汤，即当归10克、川芎10克、白芍10克、熟地15克。

右瘫用六君子汤，即党参15克、茯苓10克、白术10克、甘草5克、陈皮5克、半夏10克、生姜10克、大枣4枚。

上述两方均共研末，用时俱加姜汁60克，竹沥60克，白芥子末15克调和，贴敷于患肢。

②麝香1克、冰片5克、川牛膝15克、木瓜20克、樟脑50克、雄黄40克、桃仁15克、半夏6克。

将上药共研细末，分30等份，另备大活络丹丸30粒，生姜末90克。每次用热米饭捶饼2个，每饼上放药末一份，大活络丸1粒，生姜末3克，敷患侧上、下肢各一穴位（上肢取肩髃、曲池，下肢取环跳，委中，交替敷贴），每日1次。最好能敷一夜。

③穿山甲、红海蛤、生川乌头各60克。

上药研成细末，每次用15克，用葱白捣汁，和成厚饼约3厘米×3厘米大小，贴在患侧脚中心，用旧布裹紧固定，然后坐于无风密室中，用热水泡患侧脚，候汗出。10分钟左右周身微汗出，此时去水去药，活动身体。若病不愈，7天后再用。

④中风口眼㖞斜者：马钱子50克、芫花20克、明雄2克、川乌2克、胆南星5克、白胡椒2克、白附子3克。

先将马钱子放砂锅内，加水与绿豆少许，放火上煎熬，待豆熟，将马钱子捞出，剥去皮毛，打成碎块。然后，在铁锅内放沙，炒热，入马钱子碎块于沙内，用木棍不断地搅拌，马钱子呈黄褐色时，取出与诸药混合粉碎为末，过筛后备用。取药末10～15克，撒布于6～8平方厘米胶布中间（两块），分贴于神阙、牵正穴位上，每次10分钟～1小时，每日2次。

或用：白附子、蝎梢、羌活、川芎、乌头、藿香各15克，荆芥穗、防风、天麻、僵蚕、炙甘草各20克，肉桂10克，蜂蜜200毫升。

将诸药混合粉碎为末，过筛，再将蜂蜜入锅内加热，炼去浮末，离火，掺和药末，制成如蚕豆大的丸药。取药1丸，用酒搅和成膏，贴于穴位（地仓、颊车、牵正）上，每穴1丸，盖以纱布，胶布固定，每日1次。

⑤预防中风：党参30克、茯苓10克、白术10克、甘草1.5克、当归10克、川芎6克、白芍10克、熟地10克、黄芪15克、肉桂1.5克、羌活10克、独活10克、防风10克、白芷10克、麻黄10克、细辛10克、柴胡10克、前胡10克、秦艽10克、蔓荆子10克、薄荷10克、菊花10克，苍术10克、厚朴10克、枳壳10克、半夏10克、黄芩10克、生地10克、知母10克、枸杞子10克、杜仲10克、石膏10克、地骨皮10克、防己10克。

将以上药物加麻油1000克煎熬，去渣，下黄丹200克收膏，贴敷于膻中穴处。

8 涂搽疗法

(1) 冰片3克、白芷3克、天麻3克。

将以上药物共研为细末，用10克凡士林调和成膏，涂搽额部、太阳穴等处，每日3次。

(2) 伴偏瘫者，可用以下几种涂搽方法：

①细辛10克、当归10克、没药10克、麻黄10克、白附子10克。

以上药物共研为细末，以凡士林100克调匀成膏，涂搽于患侧肢体、然后进行推擦，每日2次，每次10分钟。

②生姜20克、肉桂10克、白附子20克、伸筋草20克、蜈蚣20克、川牛膝20克。

将以上药物入500毫升白酒中浸泡，1周后用此药酒推擦患侧肢体，每日2次，每次10分钟。

③晚蚕沙500克、青盐500克。

将蚕沙与青盐一起炒热，装入布袋内，推擦患侧肢体，每日2次，每次10分钟。

9 气功疗法

功法 1

坐势或卧势（根据自己病情自行确定），息心静虑，双目微闭，舌抵上腭、全身放松，两手下垂、自然腹式呼吸，意守脐轮，片刻以后，以意引气，以顺时针方向，以脐为中心、由小而大，运转36周，再由大而小，运转36圈。

功法 2

与功法一相同、只是以意引气，路线不同，其运行路线是：依前顺时针方向，从脐轮转圈而上→巨阙→膻中→璇玑→左臂；然后转圈而下，曲池→内关→掌心→中指尖；由左手中指背侧轮圈而上→外关→肘后→肩井→大椎；从大椎转圈下行，直至尾闾，又由下复上→大椎→玉枕→百会；自头前转圈下行→舌抵上腭部→璇玑→膻中→巨阙→脐轮→气海→右腿→膝关→足背→中趾尖，然后转圈至涌泉→足跟上行→阴谷→尾闾→玉枕→百会。再从舌抵上腭部开始依送右腿法送左腿，落涌泉后，又升百会→璇玑→右臂→曲池→内关→掌心→中指尖；如前右手转过肩井→大椎，贯百会而下摄气海。如此周而复始9遍，这时奇经八脉、十二经脉皆周流宣畅，意至气随，舒适无比。再纳气归脐，即可。一般早、中、晚各练一次。

功法 3

静坐端正，怒目扬眉，然后慢慢转头，左顾右盼。头在正面时吸气。头左右顾盼时念"嘘"字，声调要舒长连缓。每次10分钟，每日2～3次。

功法 4

坐在有靠背的椅子上，以背正靠墙，伸展两脚和脚趾，两手自然下垂，呼吸匀细深长，息心静虑，排除杂念。意念引气，从头顶百会穴（泥丸）缓慢下行，经鹊桥（舌抵上腭部），过璇玑，达丹田，分两支，沿大腿至足背，达足趾，直至涌泉穴，反复引气至有气感方止。一般进行50次左右，休息片刻，即可收功。

功法⑤

将身体分成侧面、前面、后面3条线，有步骤、有节奏地依次放松。

第一条线（两侧）：头部两侧→颈部两侧→肩部→上臂→肘关节→前臂→腕关节→两手→十指。

第二条线（前面）：面部→颈部→胸部→腹部→两大腿→膝关节→两小腿→两脚→十脚趾。

第三条线（后面）：后脑部→后项部→背部→腰部→两大腿后面→两膝窝→两小腿后面→两脚→两脚底。

采取坐位，身体及四肢安放舒适自如，双目微闭，心神安宁，采取自然呼吸。先注意一个部分，默念"松"。依次放松第一、二、三条线的各个部位。每放松完一条线，在该线的最后一个部位轻轻意守一下，约1分钟。放完3条线为一个循环，把注意力集中在涌泉穴，意守3~4分钟，然后收功。收功时应缓慢从容，徐徐睁开眼，可配合摩面、搓手等辅助功。

功法⑥ 顶踵升降行气法

练功姿势取自然坐位，上体端正地背靠墙壁或椅背，两脚分开与肩同宽，脚趾向前；座上适当垫以毛毯等柔软之物。如凳子过高，脚下可放踏板，尽可能使髋关节、膝关节屈曲成90°，脚底踩踏实，两手轻握，放于大脚中部。总之以有利于气血流通、舒适、自然为主。

姿势调好后，闭目垂帘，使心神安静，调匀呼吸，接着便可以开始以意念与呼吸配合进行顶踵行气。

先细缓而深长地吸气，意念把气从口上引至头顶，然后闭气至感觉气闷时方缓缓呼气。呼气时意念把气从头顶向下引导到手掌和脚底，至气呼尽。

至此即算行气一遍，接着又从头开始，如此反复进行，到手掌、脚心有气感止，十余分钟。每日可练2～3次。

功法⑦ 数字呼吸行气法

姿势：宽衣解带，正身仰卧，两上肢自然放置于身体两侧，双手握固；两下肢自然伸直，脚趾直伸，脚间相距5寸。

首先调神，使思想安静，排除杂念，然后用舌舔口唇的内面和牙齿、牙龈，从左至右，先上后下，来回数次，等唾液满口分几次咽下。而后凝神以意念调息、行气。调时口呼鼻吸，吸气直引入喉，而且连续五吸、六吸再一呼，吸多呼少，至此一息完。

呼吸时要求柔和轻细，不要使自己听到呼吸声，每一吸气还要以意念相送，直至脚趾，似气从趾端出。行这种呼吸的次数，开始时可少一些，从三息至十息，以后渐渐增多，到几十息、百息、二百息。

收功时，先将呼吸改为自然呼吸，意守下丹田数分钟，再将两手重叠于腹部、摩腹，顺时针方向和逆时针方向各摩18次。每日练功1～2次。

⑩ 手部推拿疗法

 取穴 头区、各手指腹及手指关节，神门、合谷等穴。

 方法 持续点揉头区（中指掌侧面第2指节）约2～3分钟；掐揉各指桡、尺侧缘及指腹约2～3分钟，捻拔各手指关节1分钟。重手法点掐神门、合谷穴及各指甲缘2～3分钟。每日1～2次。

第四节　头部神经痛的 10 分钟缓解术

头部神经痛，也是一种常见的头痛症。由于它发作时痛如刀割，并一阵阵加剧，常常把人折磨得无法安宁。其中特别是三叉神经痛、枕神经痛等，对人体的威胁更大。

一、三叉神经痛的 10 分钟缓解术

三叉神经分布区内反复发作的阵发性短暂剧烈疼痛，不伴三叉神经功能破坏表现的称三叉神经痛，又称痛性抽搐。多发于40岁以上的女性，一般由受寒、精神刺激、口腔牙齿感染等所引起。

（一）临床表现

为骤然发生的闪电样、刀割样、钻刺样、火灼样或撕裂样的剧烈疼痛，严格限于三叉神经感觉支配区内（第一支疼痛向同侧额部及上睑部放散；第二支疼痛向下眼睑、鼻翼及上唇部放射；第三支疼痛向下颌、下唇部、颏部放射）。发作严重者常伴有同侧面部肌肉的反射性抽搐，口角牵向一侧，并有面部潮红、眼结膜充血、流泪或流涎等，所以又称"痛性抽搐"。每次发作约持续数秒钟至1~2分钟即骤然停止。间歇期间无任何疼痛，一切如常，经一段时间又突然再发，频率自一日数次至一分钟多次。一般夜间发作较轻或不发作，但亦有因疼痛而通宵不眠，甚至睡后痛醒者。

疼痛多为一侧性，少数可为两侧性，但也不是同时发病，往往从一侧先发。通常自一侧的第二支（上颌支）或第三支（下颌支）开始，由第一支（眼支）起病者很少见。随病程进展可影响其他分支，甚至三支全部累及。

患者面部三叉神经分布范围内某个区域特别敏感，稍加触碰即可引起疼痛发作，如上下唇、鼻翼外侧、舌侧缘等，这些区域称之为"扳机点"。

（二）诊断要点

1	突然发生单侧剧烈疼痛，性质如刀割、电击、撕裂、锥刺，可持续数秒或数十秒。	**2**	疼痛局限于三叉神经分布区内，不超越三叉神经的分布范围。
3	约有1/3的患者面部有一触痛发的"扳机点"。通常在上下唇、门齿、犬齿、牙龈、颊部、鼻翼外侧、舌外侧处。	**4**	发作时常伴有患侧面肌痉挛，结膜充血，流泪及流涎。严重发作的患者，表情呆滞，张口掩目，痛苦难捱。

5 神经系统检查无异常改变。

（三）10分钟缓解术

1 推拿疗法

①用手掌摩擦患侧面部数次。（图3-123、图3-124）

②查明是三叉神经第几支痛，如果是第一支痛，应按压眼角的睛明和眉毛内端的攒竹穴；第二支痛则需按压四白穴；第三支痛则按压下关穴。每穴应按压3～4分钟使得疼痛缓解。

四白：目正视，瞳孔直下，当眶下孔凹陷中。

下关：颧弓与下颌切迹之间的凹陷中，合口有孔，张口即闭。

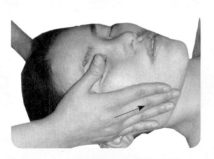
图 3-123 三叉神经痛掌擦侧面 1

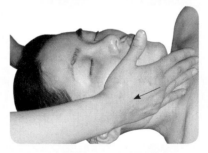
图 3-124 三叉神经痛掌擦侧面 2

②上述治疗收到止痛效果后，应立即治疗脸部。如果是第一支疼痛，应该用拇指和食指揉捏睛明、攒竹、阳白等处，接着将前额从眉头至发际，分为三等分，拇指与眉毛平行，从眉心向耳际轻轻按摩；如果是第二支疼痛，可用拇指按压四白、巨髎（瞳孔直下。平鼻翼处）、地仓等处（其中四白尤为重要，必须多用点力），接着用拇指按摩从眼窝经颧骨至耳际处，以及从眼窝至嘴唇外端处；如果是第三支疼痛，必须用拇指按压头维、听宫、下关、大迎（下颌角前1.3寸骨陷中），接着用拇指及食指夹起下巴两端的肌肉，一直向上揉捏，至耳际为止。上述各动作约操作4~5分钟。（图3-125、图3-126）

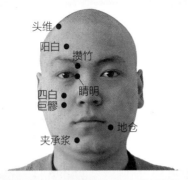
图 3-125 三叉神经痛推拿穴位 1

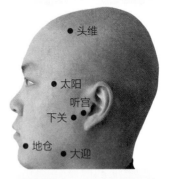
图 3-126 三叉神经痛推拿穴位 2

② 针刺疗法

方法 1

 取穴 第一支痛：太阳、攒竹、合谷。第二支痛：四白、合谷。第三支痛：下关、夹承浆、合谷。（图3-127）

方法 针刺上述各穴后，强刺激提插捻转，使之出现强烈针感后出针（或留针10分钟）。

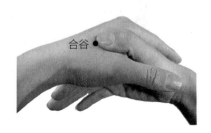

图 3-127 合谷

方法 2 *直接针刺神经干*

①第一支痛：选用1~1.5寸毫针，从鱼腰斜向下方刺入0.3~0.5寸，待有触电样针感传至前额时，轻轻提插20~50次。

②第二支痛：选用1~1.5寸毫针，从四白穴斜向上方约45°角刺入0.5寸左右，待有触电样针感传至上层时，提插20~50次。

③第三支痛：选用2寸毫针，从患侧下关穴刺入1.5寸左右，待有触电样针感传至舌或下颌时，提插20~50次。

③ 耳穴贴压法

 取穴 面颊、颌、额、神门。（图3-128）

 方法 耳郭常规消毒后，将王不留行籽贴附在小方块胶布中央，然后贴敷于上述耳穴上。嘱患者每日自行按压3~5次，每次10分钟，3天后换耳豆。

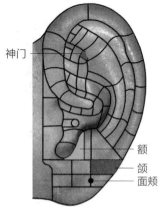

图 3-128 三叉神经痛耳穴

④ 敷药疗法

① 生川乌、生草乌、白芷各15克，黄丹100克，香油100克。

将上药用香油浸泡24小时，然后文火煎药，炸焦去渣，在油中徐徐加入黄丹成真，再将药倒入冷水浸24小时（去火毒）备用，亦可将上药煎成汤剂，加水200毫升，煎至60~80毫升盛瓶中备用。

发作频繁痛剧烈者，将中药汤剂用纱布折叠数层湿敷患处，继则将膏剂少许加热摊在纱布块上，贴在患处。每日1次。

② 蜈蚣5条，全蝎20个，路路通10克，生南星、生半夏、白附子各50克，细辛5克。

上药共为细末，加药量一半的面粉，用酒调成饼，并摊贴于太阳穴上，敷料固定，每日1次。

③ 马钱子30克，川草乌、乳香、没药各15克。

上药共研细末，用香油、清凉油各适量调成糊状，患侧穴位敷贴。取太阳、下关、颊车或阿是穴，每日1~2穴，每天1次。

④ 全蝎21个，蜈蚣6条，蝼蛄3个，五倍子15克，生南星、生半夏、白附子各30克，木香9克。

上药共研细末备用，每次取药末适量，加上1/2的面粉，用酒调成2个药饼，敷贴太阳穴。每日1次，每次10~20分钟，7天为一疗程。

⑤ 生乌头（川、草乌均可）、生南星、生白附子各等份。

将以上药物共研成细末，过筛，每30克药粉加捣成泥状大葱50克、鲜生姜15克，用纱布包好蒸热，敷于疼痛处。每次10~20分钟，每日2~3次。

⑥ 川乌头12克、草乌头12克、川椒15克、生麻黄15克、生半夏15克、生南星15克、片姜黄30克。

将以上药物共研成细末，浸泡于少量酒精中，2日后取涂患处。疼痛发作时随时涂抹，缓解后每日3次。

5 拔罐疗法

取穴 ①颊车、阳白。②曲池、丰隆。（图3-129、图3-130）

操作 第一天选第一组穴位。患者坐位，取口径1.5厘米玻璃罐，用闪火法在阳白穴和颊车穴拔10分钟。第二天选第二组穴位。令患者仰卧位，先用三棱针在曲池和丰隆穴点刺3下后，再取口径1.5厘米玻璃罐拔所点刺穴位5～10分钟。每天1次，每次1组，两组交替进行，10天1个疗程。注意取穴均取患侧穴位。

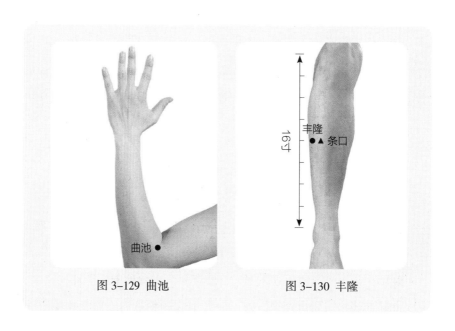

图 3-129 曲池   图 3-130 丰隆

6 穴位注射疗法

取穴 阿是穴、鱼腰、四白、下关、夹承浆。

方法 每次取2穴，药用维生素B_1或B_{12}注射液，每穴注入0.5毫升，隔日1次。

7 足部推拿疗法

取穴　三叉神经、头、额窦、肝脏、胃、肾脏、眼、耳、上颌、下颌。（图 3-131、图3-132）

操作　用拇指按压、搓揉上述各穴，每穴1分钟。

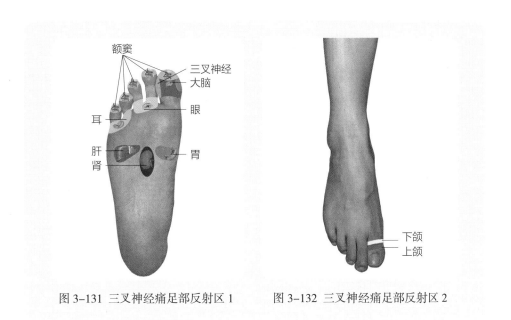

图 3-131 三叉神经痛足部反射区 1　　图 3-132 三叉神经痛足部反射区 2

二、枕神经痛的 10 分钟缓解术

（一）临床表现

疼痛呈发作性，有无痛间歇期，常伴有阵发性加剧。起始于一侧后枕部向头顶及颈部放射，除有疼痛之外尚伴有烧灼感、颈部僵直感。症状性枕神经痛常见于颈椎病、颈部炎症及高位颈髓肿瘤等。

（二）诊断要点

1 有感染病灶和颈椎病史。

2 一侧后枕部及颈部有发作性的剧烈疼痛。如颈部活动后，疼痛可加重。

3 不少患者还伴有颈部声响，头晕、恶心、耳鸣、手发麻等症状。

（三）10分钟缓解术

1 推拿疗法

方法 1

取穴 肩中俞、肩外俞、天宗、大杼、风池、手三里。（图3-133、图3-134）

肩中俞：第7颈椎棘突下外方2寸（大椎穴旁开2寸处）。

肩外俞：第1胸椎棘突下，旁开5寸处。

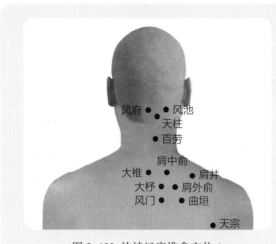

图3-133 枕神经痛推拿穴位1

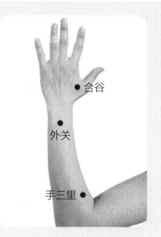

图3-134 枕神经痛推拿穴位2

天宗：垂臂，由肩胛冈下缘向肩胛骨内侧推摸，当抵肩胛骨内侧缘定为"甲"点。臑俞与肩贞连线的中点定为"乙"点时，甲、乙两点连线的中点便是此穴（即肩胛骨冈下窝的中央）。

操作

患者坐位，头稍向前倾使项颈部充分暴露（体弱者可取俯卧位），医者先以拇指沿督脉自风府、哑门至大椎反复按揉，再沿脊柱两侧按揉天柱、大杼的酸痛区及肩中俞、肩外俞、天宗等穴的分布区，约操作5 ~ 6分钟。再在患臂背侧下缘和背侧上缘部位施用滚法并按揉手三里穴4 ~ 5分钟。上述各穴位置及推揉手法见下图。（图3-135、图3-136）

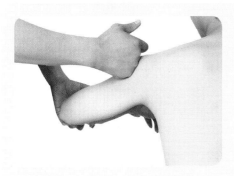 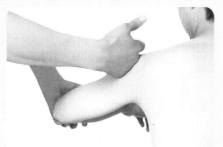

图 3-135 枕神经痛推拿穴位 3　　　　　图 3-136 枕神经痛推拿穴位 4

方法❷

①先用热毛巾包住后头、颈项部热敷2 ~ 3分钟。

②用拇指按压大杼、风门、肩井各0.5 ~ 1分钟。

③使用拇指及手掌按摩后颈部的哑门、风府、风池等穴各0.5分钟。

④用力按压合谷、阳陵泉各1分钟。

❷ 针刺疗法

风池、大杼、外关、合谷、丰隆、昆仑（位于外踝与跟腱之间）。（图3-137）

操作 进针后强刺激提插捻转，留针10分钟，每日1次。

③ 穴位注射法

方法 1

取穴 大椎、风池。

方法 用2%普鲁卡因2~4毫升或维生素B₁₂ 2毫升。
注射上述穴位，每穴0.5毫升，隔日1次。

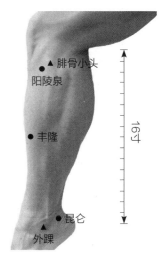

图3-137 枕神经痛针刺穴位

方法 2

取穴 双侧新设穴（风池下方，后发际下1.5寸），或沿新设穴直下找压痛点。

方法 取维生素E油剂1毫升（50毫克），注入双侧新设穴（或压痛点），每穴0.5毫升，每周2次，10次为一疗程。

④ 拔罐疗法

取穴 ①大椎、肩井、肩髃。②百劳（头微前倾，大椎直上2寸，旁开1寸处）、天宗、膈俞。（图3-138、图3-139）

操作 第一天选第一组穴位。患者坐位，取口径1.5厘米玻璃罐，用闪火法在大椎穴、肩井穴和肩髃穴拔10分钟。
第二天选第二组穴位。患者坐位，取口径3厘米的玻璃罐，用闪火法

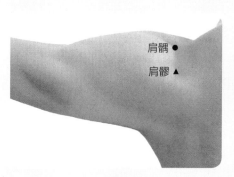
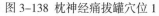

图 3-138 枕神经痛拔罐穴位 1

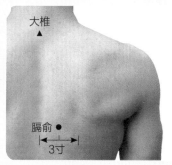

图 3-139 枕神经痛拔罐穴位 2

在百劳、天宗、膈俞穴拔10分钟。

每天1次，每次1组，两组交替进行，10天为1疗程。

⑤ 耳穴贴压法

 神门、颈、上屏尖、枕、皮质下。（图 3-140）

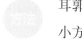 耳郭常规消毒后，将王不留行籽贴附在小方块胶布中央，贴于上述耳穴上，并嘱患者每天自行按压3～5次，每次10分钟，3天后更换。

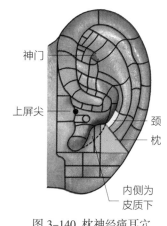

图 3-140 枕神经痛耳穴

⑥ 气功疗法

功法① 思维基本功

姿势：取坐势或卧势、站势。头微前俯，含胸拔背，松肩垂肘，十指舒展，掌心向下，轻放于大腿膝部，两足与肩同宽。双目轻闭，不留余光，口不宜紧合，可留小缝，以助鼻呼吸，呼吸自然。

意念：虚设两个不同的方向，意念将双方兼顾，称为"分心二用"。两个方位可同在空间，如一片平静的湖水与岸上的杨柳，可同在机体，如脊柱与骶骨；也可一在空间，一在机体，如头顶前3寸空间与脊柱。练功10分钟，每日2次。

功法2 马家气功

①预备势：身体直立，两脚平行分开。与肩同宽，两手自然下垂，头要正，脊背颈椎挺直，上顶百会，下颌后收，两眼向前平视，心情恬静，先呼气三口，全身放松。

②第一势：意守颈椎2～3分钟后，头猛力上顶，头顶上的头发要有被吊着上提之感，整个上身向上挺立，而从腰起开始向下沉。同时双手用力向下拉伸，十指指尖用意向地里插，这样一挺一拉，反复练习1～2分钟。

③第二势：头上顶，颈挺直，用力慢慢向左转动，双脚跟提起，两眼向后看。两手尽力下伸，十指用意向地里插去，约1分钟后，恢复预备式。然后，用同样的方法，再向右转。反复练习2～3次。注意头对正前方时，猛吸气，收小腹，收肛，收外肾；头向两侧转动时，徐徐吐气，吐气过程即是全部放松过程，松腹，松肛，松外肾。但松而不懈，意守颈椎。

④收功势：双手按摩头顶，向后拢发10余次，双手心按摩颈部1分钟，然后再从上到下摩脸5～6次即可收功。

功法3 长寿功

①预备势：大脑入静，思想集中，不松不懈，百会朝天，沉肩，坠肘，虚腋，含胸，收腹，松胯，提肛，稍屈膝，两胸分开站立，两脚尖偏向前外方，与肩同宽，眼半闭，舌抵上腭，口微闭。自然呼吸，一般以2～3分钟为宜。

②船头望月势：自然站立，两手叉腰。先向右上方扭头望月，并吸足气，再将头下转，缓呼气，再转向左上方扭头望月，并吸足气，再将头下转，缓缓

呼吸，如此反复10～15次。

③旱地寿龟势：站立，身体稍向前倾，双手一指向前伸，作分水下压动作，抬头伸颈，吸气。双手回收，低头缩颈，呼气。伸缩颈部似龟状。反复10～20次。

（功法④）*自疗功法*

①预备势：两脚自然站立2～3分钟以静平气。

②第一势：左脚向前迈出一点，脚尖点地呈虚步，右脚不动弓腿成为坐步。在左脚迈出的同时，右手轻轻握拳移至胸前与鼻尖相对，左手轻轻握拳移至身后命门穴处。在做完上述动作后，头向左转，眼向左前方看，与此同时两握拳的手同时变掌，右掌心向左，左掌心向右，停4～5秒。

③第二势：左脚向前落实，弓腿成为坐步。这时头部恢复正面，右脚向前迈出一步，脚尖虚点地。同时，左手从身后沿弧形移到胸前，掌轻握拳与鼻尖相对，右掌也沿弧形轻握拳移至身后命门处，然后头向右转，前后两拳同时变掌，略停4～5秒。

初练者每日1次，每次10分钟左右，以后可逐渐延长练功时间，以不疲劳为度。

7 敷药疗法

（方法①）

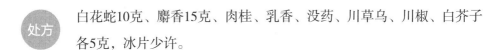

处方 白花蛇10克、麝香15克、肉桂、乳香、没药、川草乌、川椒、白芥子各5克，冰片少许。

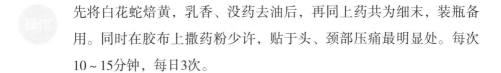

先将白花蛇焙黄，乳香、没药去油后，再同上药共为细末，装瓶备用。同时在胶布上撒药粉少许，贴于头、颈部压痛最明显处。每次10～15分钟，每日3次。

方法 ②

处方　三七10克、川芎15克、血竭15克、乳香15克、姜黄15克、没药15克、杜仲15克、天麻15克、白芷15克、川椒5克、麝香2克。

操作　将前10味药共研细末，放入150毫升白酒中微火煎成糊状，或用米醋拌成糊状，摊在纱布上，并将麝香搽在上面，敷于疼痛或压痛最明显处。干后可将药重新调成糊状再用，每剂可连用3～5次。

方法 ③

处方　吴茱萸150～300克，黄酒适量。

操作　将吴茱萸研为细末，过筛。用时取药末适量加黄酒拌匀，放锅内炒热，搅成糊状。取药物趁热摊于数块清洁布上，分别贴于大椎、大杼、肩髃、肩井、后溪穴上，冷后再换，再贴之，每次10分钟，每日2次。

方法 ④

处方　伸筋草、透骨草、荆芥、防风、附子、千年健、威灵仙、桂枝、路路通、秦艽、羌活、独活、麻黄、红花各30克。

操作　上药研细末，装入长15厘米、宽10厘米的药袋内，每袋150克。用时将布袋加水煎煮20～30分钟。稍凉后持药袋置于后头部、颈项部热敷，每次10分钟，每日2次。

第五节 颅腔邻近组织器官疾病引起头痛的 10 分钟缓解术

颅腔邻近组织器官包括眼、鼻腔、鼻旁窦、耳、牙、头皮、颅骨等。这些组织器官患病时，无论是急性、慢性，或者剧烈轻微，均会直接或间接地引起头痛。

一、眼部疾病引起头痛的 10 分钟缓解术

许多眼部疾病尽管在临床上的表现不尽相同，但在发生头痛这一点上几乎是一致的，如屈光及调节异常（近视和远视等）、眼肌平衡失调、青光眼、角膜炎等，因此遇到这种情况时，可选用下列方法。

（一）屈光不正引起头痛的10分钟缓解术

屈光不正主要表现为近视和远视，由于近视眼非常常见，所以我们主要介绍一下近视引起头痛的治疗方法。

近视眼是由于用眼不当或遗传引起的一种眼病。其主要表现为只能看清近物，不能看清远物，并且易引起眼球疲劳、眼睛发痒、眼痛和头痛。

1 推拿疗法

① 患者取坐位，医者侧立，用拇指于头部正中、头顶、头两侧平推3遍。

② 沿眉弓至两侧太阳穴分抹3~5遍，加揉按太阳穴1分钟。（图3-141~图3-143）

③ 沿眼内眦上方用拇指或食指向上顶震颤50~100次，并沿上眼睑向外眦部轻轻按摩4~5遍，再指揉合谷穴1~2分钟。

④ 揉阳白→鱼腰→眉棱骨→攒竹→睛明→外眦→四白→太阳→风池，各部位揉0.5分钟。（图3-144~图3-151）

上述按摩方法也可自己进行，每日2～3次。

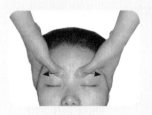

图 3-141 屈光不正头痛
分抹眉弓 1

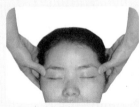

图 3-142 屈光不正头痛
分抹眉弓 2

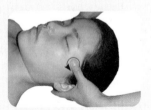

图 3-143 屈光不正头痛
按揉太阳

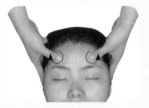

图 3-144 屈光不正头痛按
揉阳白

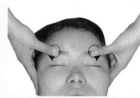

图 3-145 屈光不正头痛点
揉鱼腰

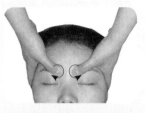

图 3-146 屈光不正头痛点
揉攒竹

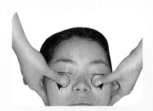

图 3-147 屈光不正头痛点
揉四白

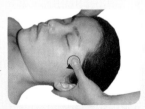

图 3-148 屈光不正头痛点
揉太阳

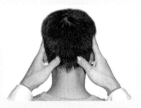

图 3-149 屈光不正头痛点
揉风池

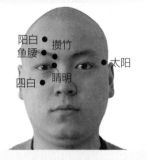

图 3-150 屈光不正头痛头部穴位 1

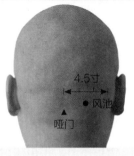

图 3-151 屈光不正头痛头部穴位 2

② 针刺疗法

取穴 睛明、攒竹、四白、风池、太阳、合谷、足三里、三阴交、光明（外踝上5寸，腓骨前缘）。（图3-152、图3-153）

方法 常规进针后得气，留针10分钟。

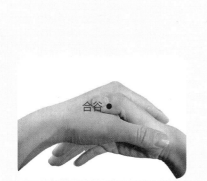

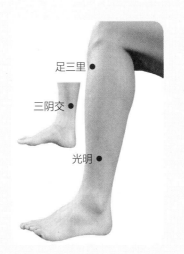

足三里
三阴交
光明
合谷

图 3-152 屈光不正头痛针刺穴位 1　　图 3-153 屈光不正头痛针刺穴位 2

③ 耳穴贴压法

取穴 眼、肝、肾、脾、心、目$_1$、目$_2$。（图3-154）

方法 耳郭常规消毒后，将王不留行籽贴附在小方块胶布中央，然后贴敷于上述耳穴上。每天可自行按压3~5次，每次10分钟，3天后换耳豆。

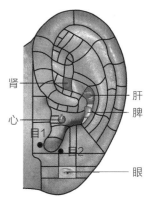

肾
心
目1
目2
肝
脾
眼

图 3-154 屈光不正头痛
耳穴

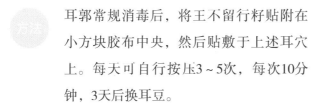

④ 皮肤针

取穴 眼周围、风池。

方法 用梅花针中等刺激眼周围穴及双侧风池穴，每次10分钟，每日1次，10次为1疗程。

⑤ 拔罐疗法

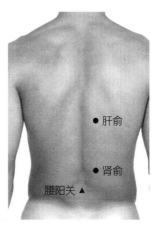

图3-155 屈光不正头痛
拔罐穴位

取穴 风池、肝俞、肾俞、光明、足三里。（图3-155）

操作 患者先俯卧，取口径1.5厘米的玻璃罐用闪火法在双侧风池穴、肝俞穴、肾俞穴拔5分钟；再令患者仰卧，同前法在双侧光明、足三里穴拔5分钟。隔日1次。

⑥ 气功疗法

功法① 健目功

①松眼：闭目，先将两手搓热，轻敷于两目之上。深呼气三口，吐出浊气。吸气时心中默念"静"字，呼气时心中默念"松"字，同时意念想象眼部的肌肉逐渐放松。3分钟后，两手自然下垂于身体两侧，睁开双眼。这时眼睛可有胀、热等感觉，这是肌肉松弛和气血充盈的表现。

②调睛：吸气时，眼睛由观近物逐渐过渡到观最远的物体。呼气时，眼睛由观最远物逐渐过渡到观近物。最近和最远的物体的选择，可因练功者所处环境地点的不同而异。如此反复练习3分钟。

③摩眼：两目轻轻闭上，用两个大拇指轻柔地按摩攒竹、睛明、太阳、四白、风池等穴，次序不限，每个穴位正反各8次，共16次。按时吸气，停时呼气，一按一停反复进行。

④养目：闭目静养1～2分钟后收功。

功法 2

① 基本功

姿势：头部与躯干正直，两腿分开与肩同宽，两脚尖分开成微八字形，身体重心平衡落在两脚掌与脚跟之间，两膝微屈，两髋稍内收，微含胸，下颌稍内含，两眼微闭合或平视远方景物，唇轻合，舌尖轻抵腭或平放，脸带微笑，两肩松沉，两手自然下垂。静默片刻后，两手徐徐向两侧分开，与身体成30～45°角，掌心向后下，手掌呈弧形，拇指背对着髋部，拇指与食指之间分开成蛇口状，其余三指自然分开。摆好姿势后即全身放松，收敛思维，排除杂念。

呼吸：自然呼吸。

意守：意守丹田2～3分钟。

② 自我导引

两手开合：在静立养气的同时，将两手从胯部慢慢地上提到胸前，手心相对，意灌劳宫穴，两手慢慢开合1分钟。

推拉运动：接上势，两手心旋转向面部，手心对着眼球，内推相距约2～3cm，外拉相距20cm左右，反复推拉1～2分钟。

左右运眼：接上势，两手心慢慢靠近眼球，做顺时针转8周，逆时针转8圈。

意照眼球：接上势，两手心对着眼球，相距约2～3cm，做停留意照眼球2～3分钟。

③ 收功 两手随后缓慢经颈部、胸部，到小腹时自然分开，再慢慢睁开眼睛。

7 穴位注射疗法

取穴 球后、耳穴眼、阳白。（图 3-156）

方法 用10%胎盘组织液2毫升或用维生素B$_1$ 100毫克/2毫升，注射球后0.5毫升，阳白0.2毫升，耳穴眼0.1～0.2毫升。

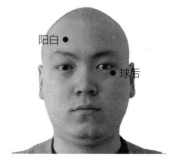

图 3-156 阳白、球后

8 穴位贴膏法

药膏成分 威灵仙90克、决明子30克、茅根15克、生地30克、红花30克、薄荷30克、防风30克、章丹285克、香油570克，熬成药膏。

取穴 球后、内关、肝俞、肾俞、足三里、三阴交、太阳、光明。（图3-156、图3-157）

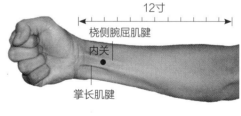

图 3-157 内关

方法 每次取穴2～3个，将药膏贴在穴位上，每日1次，每次更换穴位。

9 手部推拿疗法

治疗部位 手掌正中线、目区、肝区、肾区、头穴、二间。（图3-158）

二间：微握拳时，在第2掌指关节前缘桡侧，赤白肉际处。（图3-159）

操作 擦手掌正中线1～2分钟；点揉目区、肝区、肾区各1～2分钟；点掐二间、头穴各1～2分钟。操作时患者闭目意念球上下左右转动。

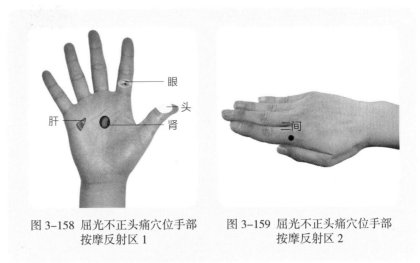

图 3-158 屈光不正头痛穴位手部　　　　图 3-159 屈光不正头痛穴位手部
　　按摩反射区 1　　　　　　　　　　　　按摩反射区 2

（二）青光眼引起头痛的10分钟缓解术

几乎所有患有青光眼的患者，都有不同程度的头痛。这是因为房水循环障碍，导致眼压急剧升高的缘故。临床上必须及时进行治疗，否则，常会使患眼发生视力严重障碍，甚至有失明的危险。

急性青光眼多见于中年以上女性，临床表现为突然发生头痛、眼痛，伴有恶心、呕吐，视力急剧下降，可能在几小时内失明。患眼充血，眼睑有时浮肿，角膜水肿、瞳孔散大、对光反射减弱或消失。眼压很高（一般都在40～50毫米汞柱以上），用手指按压有硬实的感觉。患有此病的患者，应及时到医院诊治。

慢性青光眼发病缓慢，多见于中年以上者，也可见于青年人。临床表现为头痛，视力逐渐损害，眼压在发病初期不一定持久地升高，而且在一天之内常有波动，中后期可出现不断上升的趋势，眼球不充血，角膜透明，瞳孔在后期可有散大的现象。其治疗方法如下：

1 推拿疗法

① 坐位，先揉眼部外周，再以抹眼球法为主，闭眼抹至内外眦，手法宜柔软轻快，操作2~3分钟。（图3-160）

② 按压耳后，沿少阳经至太阳穴掐2分钟。抹耳，掐太阳穴、耳尖、风池穴、合谷穴、睛明穴各0.5~1分钟。（图3-161~图3-163）

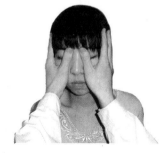

图3-160 青光眼头痛分抹眼球

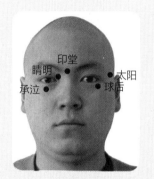 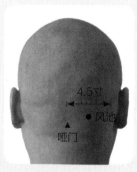 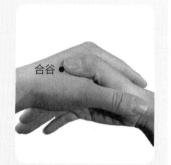

图3-161 青光眼头痛推拿　　图3-162 青光眼头痛推拿　　图3-163 青光眼头痛推拿
　　　疗法穴位 1　　　　　　　　疗法穴位 2　　　　　　　　疗法穴位 3

2 针刺疗法

 太阳、印堂、风池、合谷、睛明、承泣、球后。

承泣：下眼眶边缘正中。（见图3-161）

 每次选2~3穴，进针后中等强度刺激，留针10分钟，每日1次。

耳穴贴压法

 取穴　肝、肾、眼、目₁、目₂。（图3-164）

方法　耳郭常规消毒后，将王不留行籽贴于小方块胶布中央，并贴于上述耳穴上。每天自行按压3~5次，每次10分钟，3天更换1次。

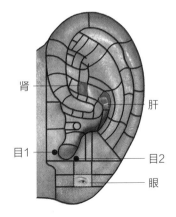

图 3-164 青光眼头痛耳穴

4 气功疗法

治疗青光眼头痛的功法分基础功和清降功两种。一般早上做基础功，晚上做清降功，或反之。

1 基础功

站桩，闭目，全身放松，自然呼吸，双手环抱于小腹之前，意守双手与小腹之间。待两手及丹田部气感明显后，用手将气收入小腹，两手轻按小腹。手臂自然下垂，同时两膝缓缓下蹲，双手分别沿两大腿内侧下滑，意念随手导气下行，至两膝内侧（曲泉穴）时，停止下蹲，两手向体前平伸，缓缓上举，手心向下，同时两腿亦缓缓伸直站起。两手抬至比肩略高后，再向下压至与肩平，手心内转，两手相对，若仍有气感，则手心上翻，缓缓屈臂，劳宫穴对准双眼，距眼拳许，以意将气发于眼中。停留片刻，然后轻抚眼上，注意局部感受。2~3分钟后双手离开双眼，仍距眼拳许，用意将气收回手掌，以中指点按内眼角（睛明穴）3次。双手沿左右面颊、颈侧、肩、胸部下抚，意随手动，将气引至肋骨下缘（右手在肝部，左手位置与右手对应），两手同时揉摩皮肤，先向内转，后向外转，各9次。然后两手仍循皮肤下抚，至小腹后交叠，揉按丹田，先向左转，后向右转，各9次。双手停于小腹片刻，收功。

2 清降功

站桩同基础功。得气后，双手捧气上贯于目。双手抚眼片刻后，双手大指分别沿两耳后，其余四指由头顶、头后抚按下行，至后颈部时，两手分开，从颈侧回至体前，沿两侧肩、胸、小腹、大腿内侧、小腿内侧、脚背下抚，停于大脚趾。意念气随手行，手至气至，由目下行至脚趾。手至腿内侧时，弯腰不屈膝，如够不到双脚不必勉强，意念引到即可。在大脚趾处停留片刻，双手捧气上行，贯入眼内，反复3次。收功时手从脚部缓缓抬起，收于小腹前，静养片刻。

上述基础功和清降功各施功约10～15分钟。

⑤ 药浴疗法

处方 桑叶、菊花、金银花各15克，茯苓12克，苍、白术各6克，防风、归尾、赤芍各9克。

方法 上药加水煎熬后，过滤去渣，用此药汁熏洗患眼，每次10分钟，每天2～3次，5日为1疗程。

二、鼻部疾病引起头痛的 10 分钟缓解术

鼻部疾病引起的头痛并不少见，如常见的鼻炎、鼻窦炎、鼻腔和鼻窦肿瘤等，多以头痛为其主要表现。

（一）急性鼻炎引起头痛的10分钟缓解术

急性鼻炎俗称"伤风鼻塞"，为鼻腔黏膜的急性炎症，大多伴有头痛。头痛的性质多为钝痛和隐痛，一般无搏动感，且白天加重，休息平卧后减轻。伴有鼻塞、流涕，嗅觉减退，发热恶寒，乏力等症状。其治疗方法如下：

1 推拿疗法

① 用㨰法在肩部治疗1～2分钟。（图3-165）

② 直擦背部两侧膀胱经，以透热为度（约2分钟）。（图3-166）

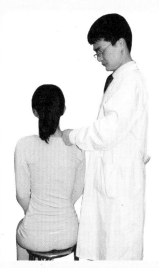 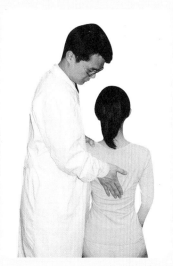

图 3-165 急性鼻炎头痛㨰肩部　　图 3-166 急性鼻炎头痛擦膀胱经

③ 按揉风池、天柱、太阳、印堂、迎香、阳白等穴，每穴0.5分钟。

迎香：鼻翼旁5分，鼻唇沟中。（图3-167、图3-168）

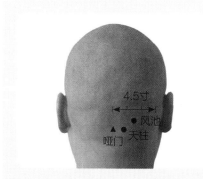 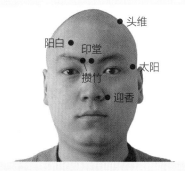

图 3-167 急性鼻炎头痛推拿穴位 1　　图 3-168 急性鼻炎头痛推拿穴位 2

④ 用一指禅推法从印堂开始，斜向上经阳白推至头维、太阳，再从印堂沿攒竹、鱼腰推至太阳各往返3～4遍，配合按压诸穴。然后用抹法自印堂向上循发际至太阳穴往返4次。最后用五指拿法从头顶拿至风池，改用三指拿法，沿膀胱经拿至大椎两侧，往返4～5次。（图3-169、图3-170）

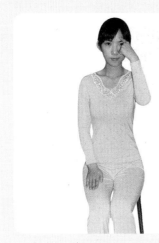 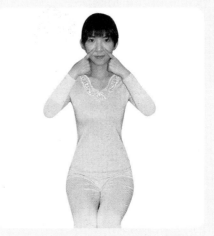

图 3-169 急性鼻炎头痛推拿疗法 1　　图 3-170 急性鼻炎头痛推拿疗法 2

② 针刺疗法

取穴　迎香、印堂、太阳、合谷、风池、曲池、大椎、足三里等穴。（图3-171～图3-173）

方法　强刺激，不留针，日行1次。

③ 耳穴贴压法

取穴　肺、肾上腺、内鼻、额。（图3-174）

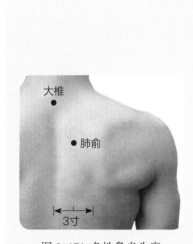

图 3-171 急性鼻炎头痛
针刺穴位 1

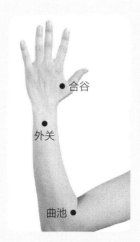

图 3-172 急性鼻炎头痛
针刺穴位 2

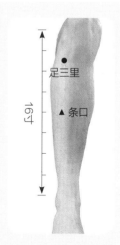

图 3-173 急性鼻炎头
痛针刺穴位 3

 耳郭常规消毒后，将王不留行籽贴附在小方块胶布中央，贴敷于上述耳穴（肺穴分布较大，可在该区选2 ~ 3个点作为贴压部位），每日自行按压3 ~ 5次，每次10分钟，3天后更换。

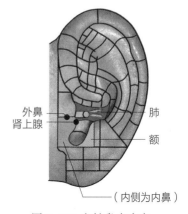

图 3-174 急性鼻炎头痛
耳穴

④ 拔罐疗法

取穴 风池、大椎、外关、尺泽。（图3-175）

操作 患者坐位，先用三棱针点刺大椎穴、风池穴和尺泽穴，然后取口径1.5厘米玻璃罐，用闪火法拔在点

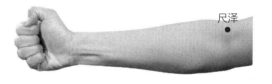

图 3-175 尺泽

刺穴位和外关穴上，5～10分钟后起罐，每日1次。

5 气功疗法

1 首先应全身放松，集中精神，意守迎香，用鼻子呼吸，气沉丹田。

2 将两手掌摩擦至热，用两手中指的第一指节贴紧迎香穴，吸气时，中指向上推一指节位置；呼气时，中指下按过迎香穴一指节的位置。一上一下为一次，每50次为一组，共做4组。做时手指微微用力即可，用力不要过重，以免擦损皮肤。

3 将双手互相摩擦至热，用两中指指尖分别点迎香穴50下，共做4组。

4 上述方法每日早、午、晚各做一次，每次10分钟。

6 敷药疗法

1 薄荷、生姜、大蒜各等份。
将以上药物捣烂如膏，贴敷于大椎、太阳穴，以纱布覆盖，用胶布固定；两手劳宫穴贴药合掌、夹于两腿之间，约10～20分钟。

2 羌活、防风、川芎、白芷、白术、黄芪、桂枝、白芍、甘草、柴胡、黄芩、半夏各15克。
上药用麻油熬，黄丹收膏，冷却备用。用时蒸软，贴心口（鸠尾穴），每次10～30分钟，每日2～3次，连贴3～5天。

3 橘子叶30克，老姜12克，葱头10克，薄荷叶20克。
将上药共捣烂，外贴大椎、印堂、太阳等穴，每次10～30分钟，每日2次。

4 麻黄120克，柴胡、当归、党参各30克，赤芍、甘草各120克，朱砂、雄黄各15克。
将上药用麻油熬，黄丹收膏，冷却备用。用时蒸软贴膻中穴处，每次10～30分，1日2次。

7 涂搽疗法

1 ▶ 葱白、生姜各15克，食盐3克，白酒一盅。

将以上药物共捣成糊状，入酒调匀，用纱布包好，擦前胸、后背、脚心、手心、腘窝和肘窝。待擦拭一遍后，让患者躺下休息。

2 ▶ 白芷末6克、姜汁适量。

以姜汁调匀白芷末，涂搽太阳穴，每次10分钟，每日数次。

8 药浴疗法

方法**1**

处方　荆芥、防风、川芎、羌活、独活、柴胡、薄荷、桔梗、枳壳、茯苓、生姜各等量。

方法　将上药放入蒸锅内，煮沸，按全身蒸气法操作，每次10~15分钟，每日2次。

方法**2**

处方　麻黄10克，薄荷15克，荆芥15克、防风12克、生姜10克。

方法　以上诸药水煎2次，混合，取汁擦浴全身，每次10分钟，每日2次，1日换药1剂，3日为1疗程。

⑨ 刮痧方法

处方 取5分硬币1枚，菜油（香油或花生油均可）一盅。

方法 用硬币蘸油，先沿背部中线自上而下地刮一行，再沿脊背两侧自上而下各刮一行。如此反复地刮，直到皮肤由红变紫为止；然后再沿肋骨两侧由内向外反复地刮；最后，由大椎穴沿肩胛向外左右反复地刮，至刮出紫色斑块为宜。

注意：刮时用力要均匀，不要太重，以免刮伤皮肤。

⑩ 穴位注射法

取穴 迎香、肺俞。

方法 用小量胶性钙注射液注射上述穴位，每穴0.5毫升，两穴交替使用，隔日1次。

⑪ 手部推拿疗法

取穴 鱼际区、合谷、头点、肺心穴、肺区、鼻咽区、胸区、太渊。

方法 掐点鱼际、合谷、头点、肺心穴各1分钟；按揉肺区、鼻咽区、胸区各1次，摩擦手掌心1分钟；点压太渊穴30～50次。

（二）慢性鼻炎、鼻窦炎引起头痛的10分钟缓解术

慢性鼻炎指鼻黏膜的慢性炎症。由于病灶的长期存在与刺激，不少患者常有头痛。临床主要表现为头痛、鼻塞、流鼻涕。

鼻窦炎一般有明显头痛，局部胀痛，交替性鼻塞，流脓鼻涕等症状。根据患病部位不同，症状又有所不同。如上颌窦炎，头痛多在颊侧，常累及邻近牙齿，一般上午轻，下午重；额窦炎，头痛在上眼眶及额部，常伴有怕光流泪，并在中午重，下午3～4点以后减轻；蝶窦炎，头痛连及枕部。慢性者常伴有头昏、思想不集中、长期鼻塞等症。

❶ 推拿疗法

① 患者坐位，先推抹前额督脉，从发际沿鼻梁至鼻孔两侧迎香穴，反复3～4分钟。（图3-176、图3-177）

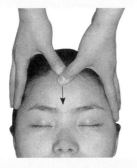
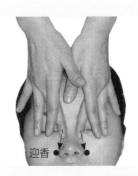

图 3-176 慢性鼻炎头痛推拿疗法 1　　　　图 3-177 慢性鼻炎头痛推拿疗法 2

② 摩鼻：搓热手掌后摩鼻，左右两侧鼻沟各摩3～4遍；掐上星3分钟（上星位于前正中线，入发际5分）；按揉合谷穴3～5分钟，用泻法。（图3-178、图3-179）

❷ 针刺疗法

 上星、迎香、印堂、风池、合谷。（图3-180～图3-182）

 常规进针后，强刺激提插捻转，留针10分钟后，摇大针孔出针。每日1次，5次为1疗程。

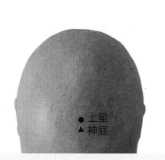

图 3-178 上星

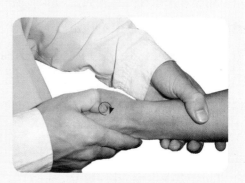

图 3-179 慢性鼻炎头痛按揉合谷

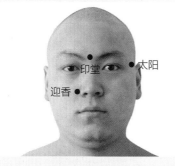

图 3-180 慢性鼻炎头痛针刺穴位 1

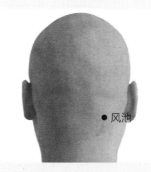

图 3-181 慢性鼻炎头痛针刺穴位 2

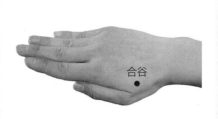

图 3-182 慢性鼻炎头痛针刺穴位 3

③ 耳穴贴压法

取穴 内鼻、外鼻、肾上腺、额、肺。（图3-183）

将耳郭常规消毒后，把王不留行籽贴附在小方块胶布中央，然后贴于上述耳穴上。每天自行按压3～5次，每次10分钟，3天后换耳豆。

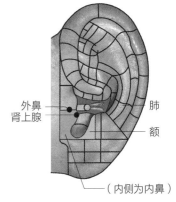

图 3-183 慢性鼻炎头痛耳穴

④ 拔罐疗法

取穴 太阳，肺俞（位于第3胸椎棘突下，旁开1.5寸），大椎（位于第7颈椎棘突下）。（图3-184）

患者坐位，先用三棱针点刺双侧太阳穴、大椎穴和肺俞穴，再取口径1.5厘米玻璃罐，用闪火法拔所点刺穴位5～10分钟，隔日1次。

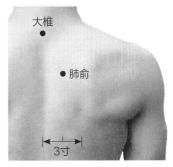

图 3-184 慢性鼻炎头痛拔罐穴位

⑤ 气功疗法

功法①

练功时，站、坐、卧均可。闭目静默1～2分钟，然后意念全身从头到足依次放松，特别注意两肩和胸部放松。吸气时默念"静"，气沉丹田，呼气时默念"松"（鼻塞不通时可用口呼吸）。

注意使呼吸柔和、自然，慢慢使气息达到细、匀、长。而后发功，用意尽力将气自丹田内呼出，至不能再排为止，同时意想鼻部放松。这时会听到鼻腔内有啪、啪的响声，数息后，会感到有一股暖流自后丹田（命门）上升，经头顶（百会穴）至上丹田（印堂）达鼻内，鼻腔内发热，呼吸畅通。收功时默想，我要收功了，呼吸正常了，然后恢复自然呼吸，睁开双眼，自由活动。一般宜早、午、晚各练1次，每次10分钟。

功法 2

平坐，全身放松，气沉丹田，鼻吸鼻呼，意识要注意用在气上。每天练1～3次，每次10～20分钟。

6 穴位注射疗法

取穴 合谷、迎香。

方法 用复合维生素B注射液，每穴注射0.2～0.5毫升，每次选用一穴，隔日1次。

7 敷药疗法

方法 1

处方 新鲜青苔适量（以能填塞一侧鼻腔为度）。

方法 将药物洗净，然后用纱布包好，备用。塞入鼻腔，每日2次。凡单侧患病者，塞患侧，双侧者交替使用。

方法 **2**

处方 鹅不食草50克。

方法 上药研为细末吸入鼻孔（或吹入），每日数次；或用棉花浸湿拧干后，包药粉少许，卷成细条塞入鼻孔内，10～20分钟后取出，每日1次。

方法 **3**

处方 苍耳子40个。

方法 上药轻轻捶破、放入清洁的小铝杯中，加麻油30克，文火煮开，去苍耳，待冷后，倒入小瓶中备用。用时以棉签饱蘸药油涂鼻腔，每日2～3次，两周为一疗程。

方法 **4**

处方 芫花根30克。

方法 上药切碎，加入75%酒精100毫升，浸泡两周，过滤备用。用时以黄豆大小干棉球浸吸芫花酊2～3滴，外面再用消毒棉花包裹，塞在下鼻甲与鼻中隔之间；鼻旁窦炎可以塞在中鼻道。每日1次，每次10～30分钟，5次为一疗程。

方法 **5**

处方 藜芦（研）15克，黄连1克。

方法 上二药，捣研为散，每用少许，吹入鼻中，每日2～3次。

方法6

处方 香附、荜茇各半，大蒜适量。

方法 将上药加蒜捣成饼贴囟门，熨斗熨之，每次5～10分钟。最适宜于老年人使用。

方法7

处方 生附子31克，面粉16克，葱8克。

方法 生附子研末，葱捣如泥，以酒调面粉，包脚心。

方法8

处方 生附子适量，葱涎（葱管内黏液）。

方法 将生附子研为细末，以葱涎调成膏状，取膏35克，贴双足涌泉穴，外敷纱布，以胶布固定。每日1次。

8 足部推拿疗法

取穴 鼻、甲状旁腺、肺、额窦、上身淋巴结、下身淋巴结。（图3-185、图3-186）

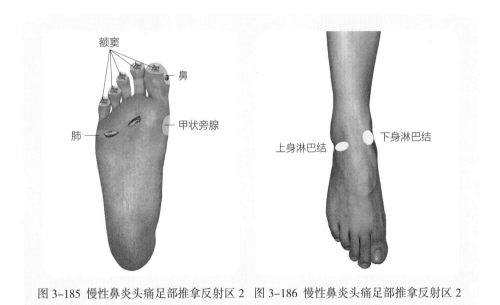

图 3-185 慢性鼻炎头痛足部推拿反射区 2　图 3-186 慢性鼻炎头痛足部推拿反射区 2

先将手伸展开，由足底端向足尖部来回搓压1～2分钟；然后揉压或揉捏上述各穴，每穴1分钟左右。

三、牙病引起头痛的 10 分钟缓解术

牙齿及牙周疾病所产生的疼痛，一般都在牙齿及牙周局部。但其中也有不少病例会出现程度不一的头痛症，这是因为牙齿病灶内的细菌及其经常释放的有害代谢产物刺激的结果。

（一）诊断要点

1 有牙病史或现在有牙痛的症状。

2 头痛常位于病侧的颞部、额部、面部，有时部位不定，交替出现。性质多为搏动样痛或钝痛、刺痛，且有阵发性加剧的倾向。

3 口腔检查或牙齿X光摄片时，可发现牙齿或牙周组织的病灶。

（二）10分钟缓解术

① 推拿疗法

方法①

①患者取坐位，先揉摩患侧头面部，使肌肉放松。上牙痛者，按压头部手太阳、手少阳经穴，并较重地按压下关穴约3~5分钟；下牙痛者，循下颌手阳明经穴按压3~5分钟。（图3-187）

②左侧牙痛，可按压右侧合谷穴3~5分钟，同时令患者深吸气后吐气；右侧牙痛则按压左侧合谷穴。（图3-188）

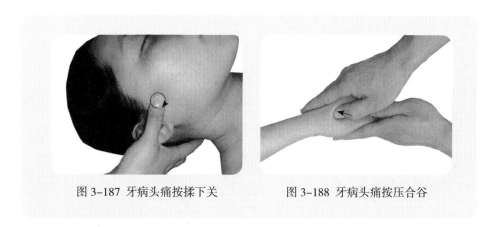

图 3-187 牙病头痛按揉下关　　　图 3-188 牙病头痛按压合谷

方法②

①用一指禅推或按法作用于风池、风府穴，然后用擦法在肩背部操作，着重于大椎穴部，约2~3分钟，再点合谷穴0.5~1分钟。（图3-189、图3-190）

②揉捏耳垂：用拇、食指揉捏患侧耳垂牙痛反应点约1分钟。

③用拇指按揉牙痛点（位于掌面第3、4掌骨间，距指纹1寸，内劳宫旁）约1分钟。（图3-191）

④在手掌大鱼际肌内侧划一弧线，另在拇指掌横纹中点作一垂直线，靠指侧为左边，靠腕侧为右边。治疗时在所属区域内寻找淡红色或紫红色的反应点，然后用火柴梗在该反应点按压1分钟。也可两侧同时按压。

⑤用冰块按摩患侧下关、颊车、合谷穴各0.5～1分钟。（图3-192）

⑥将手洗干净，剪去指甲，以手指按摩牙龈，尤其在患牙处，重点按揉1～2分钟，手法可稍重一些。

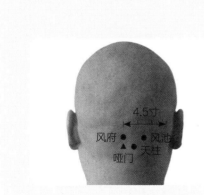

图 3-189　牙病头痛推拿穴位 1

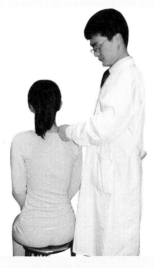

图 3-190　牙痛头痛擦肩法

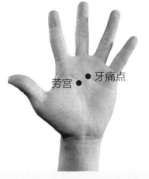

图 3-191　牙病头痛推拿穴位 2

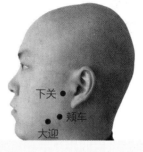

图 3-192　牙病头痛推拿穴位 3

方法 3 指压疗法

①按压颈项部天柱穴约2~3分钟。

②若上牙痛，则在指压四白穴的同时，用大拇指由后往前按摩颊车约2~3分钟，再按压下关穴约1分钟。（图3-193~图3-195）

③若下牙痛，则指压巨髎、大迎穴3~4分钟。

④指压曲池、内关、合谷穴各1分钟。（图3-196）

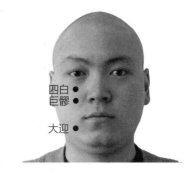

图 3-193 牙病头痛指压疗法穴位 1

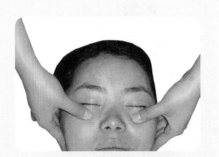

图 3-194 牙病头痛点压四白

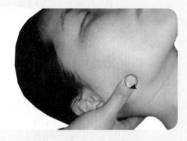

图 3-195 牙病头痛按揉颊车

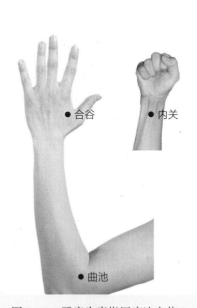

图 3-196 牙病头痛指压疗法穴位 2

② 针刺疗法

取穴
下关、颊车、合谷、内庭（位于第2、3跖趾关节前方）。（图3-197）

操作
穴位皮肤常规消毒后进针，中等强度提插捻转后留针10分钟。每日1次，重者2次。

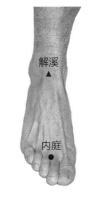

图 3-197 牙病头痛针刺穴位

③ 耳穴贴压法

取穴
颌、上屏尖、神门、额、牙痛点1、牙痛点2。（图3-198）

方法
耳郭常规消毒后，将王不留行籽贴附在小方块胶布中央，贴敷于上述耳穴，每1小时按压1次，每次5~10分钟，3天后更换耳豆。

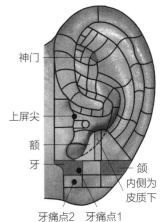

图 3-198 牙病头痛耳穴

④ 气功疗法

功法 ①

姿势不限，全身放松，自然呼吸，意守上下龈齿5~10分钟。如果在小便或大便时做最好，要求每次大小便都要做。如果时间紧张，也可每天做一次。

功法 ②

自然盘腿静坐，两眼微闭，舌抵上腭，全身放松，排除杂念，自然呼吸。心要安，神要定，意守丹田，上下牙齿相互轻叩300次。叩齿毕，唾液分3口，随意念送入丹田，静坐2～3分钟后收功、要求每日练3次，每次饭后练10分钟。

⑤ 拔罐疗法

取穴 风池、大椎、颊车、下关。（图3-199）

操作 患者坐位，先用三棱针点刺风池穴和大椎穴后。取口径1.5厘米的玻璃罐，用闪火法拔点刺穴位5分钟。上牙痛者取口径1.5厘米的玻璃罐，用闪火法加拔下关穴5分钟；下牙痛者用同样方法加拔颊车穴5分钟。

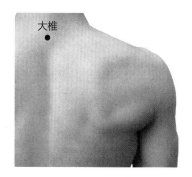

图 3-199 大椎

⑥ 敷药疗法

方法①

处方 桃仁10个。

方法 将桃仁放在火上，当烧至有烟出时吹灭，凉后放痛齿上咬之。每次用1个，咬10分钟。

方法②

处方 皂荚、青盐适量。

方法 将皂荚内以青盐填充，烧存性，研为细末，敷于痛处。

方法③

处方 臭梧桐子30克。

方法 上药捣烂，与灰面、胡椒末适量共煎饼，冷后贴在腮边，痛止则去之。

方法④

处方 鲜紫皮蒜1头。

方法 将蒜捣泥，贴双手合谷穴上，固定10～30分钟以皮肤不起泡为度。

7 涂搽疗法

① 生川乌、生草乌、荜茇各10克，白芷10克，细辛5克，冰片3克，白酒250毫升。

将以上药物入白酒中浸泡10～14天，去渣备用。治疗时以棉签蘸药涂搽牙根部。

② 薄荷、硝石、没石子、青盐各60克，玄明粉、硼砂各30克，冰片2.1克。

将以上药物共研为极细末，牙痛时取少许涂搽痛处。

③ 川升麻3克、炮白附子3克。

将以上药物共研为细末，以生地黄汁少量调匀成糊状，涂于痛齿处。

④ 苍耳子仁（焙黄研末）60克、生竹叶（去梗）500克、生姜120克、食用盐180克。

小铁锅一口（洗净），将竹叶投入，加清水，以浸过竹叶为度；用木炭火煮熬成浓汁后，再将生姜捣汁入锅内，煮沸过滤去渣。药汁返入锅内，煮沸，将食盐徐徐投入，拌匀，熬干，离火后取药层，与苍耳子仁共研为细末，入瓶密封。治疗时取药末少许涂搽患处，每日3次。

⑤ 荜茇5克、蟾蜍1克、川椒2.5克、食盐1.5克。

将以上药物共研为极细末，装瓶备用。治疗时取药末少许涂搽痛齿根缝处。

⑥ 西瓜翠衣30克、冰片少许。

将西瓜翠衣焙干，加入冰片研末，治疗时取药末涂搽患处，每日数次。

⑧ 含漱疗法

① 细辛6克、川椒6克、露蜂房6克。

将以上药物加水煎煮去渣，待温含漱，3~5分钟吐去，每次一般连续含漱3~4口，每日2~3次。

② 川乌、草乌、良姜、细辛、白芷各3克，白酒60克。

将以上药物入白酒中，稍浸片刻，煨热，用酒含漱。

③ 地骨皮、白芷、细辛、防风、升麻、白芍、当归、槐花、藁本、甘草各3克，生姜3片，黑豆100粒。

将以上药物加水煎煮，取汁趁热含漱。

④ 荜茇（杵碎）、辽细辛、露蜂房、公丁香（杵碎）各6克。

将以上药物放砂锅中，加清水300毫升，以文火煎至约剩汁200毫升，过滤，装瓶备用。治疗时用温药汁适量含漱，每次3～4口，10分钟左右，每日数次。

⑤ 乌头5克、独活10克、郁李根皮20克、白酒500毫升。

⑥ 露蜂房9克、野菊花9克、薄荷叶9克、香白芷6克、川花椒2克。

将以上药物加清水300毫升煎煮，至约200毫升时过滤待微温后，取适量含漱，每次10分钟，隔1小时1次。

⑦ 川椒10克、食盐10克、露蜂房10克。

将以上药物捣碎。加水适量，再加葱白3寸，煎煮5～6沸，取汁含漱，热含冷吐。

⑧ 牛蒡子30克。

将上药捣烂，加水煎浓取汁，趁热含漱。

⑨ 塞齿疗法

① 樟脑3克、川椒3克、细辛2克。

将以上药物共研为极细末，放铜勺内，用茶盅盖严，稠面封固周边，勿令透气。而后放微火上煅烧15～20分钟，离火候冷，揭开则霜药仅在茶盅底，入瓷器收贮。治疗时取少许霜药塞牙痛处。

② 没食子1粒。

将上药用开水浸泡5分钟，取出切为两半，取一半置牙痛处咬之，约过10分钟取出。

③ 麝香1克、胡椒4克、甘松香2克、雄黄1克。

将以上药物共研为极细末，以少许蜜调制成如赤豆大小药丸，再以药棉裹之，置痛齿之上咬之，10分钟取出。

④ 猪牙皂荚1支（炙去皮）、川椒（去椒目）。

将上两味药共研为极细末，每次用3克，以药棉裹之，置于痛齿之上咬之。

⑩ 药浴疗法

处方 白芷15克，荜茇20克，高良姜20克，延胡索20克、米壳20克。

方法 将上药煎汤后熏浴双手，每次10分钟，每日2～3次。

⑪ 手部推拿疗法

取穴 牙痛点、前头点，偏头点，合谷，二间，三间、肾点。（图3-200、图3-201）

方法 掐、点、揉按牙痛点、合谷、二间、三间等穴1～2分钟。牙痛紧急发作时，也可用牙签刺激肾点。

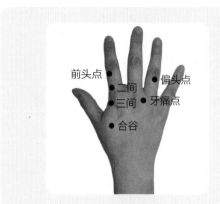
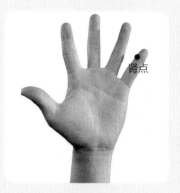

图3-200 牙病头痛手部推拿反射区1　　图3-201 牙病头痛手部推拿反射区2

12 足部推拿疗法

取穴 上颌、下颌、胃、肝、小肠、上身淋巴结。(图3-202、图3-203)

方法 上颌、下颌部位狭小,可用手指做上下揉搓或画圆式揉搓,其余各穴给予点压等较强刺激。每穴约2分钟。

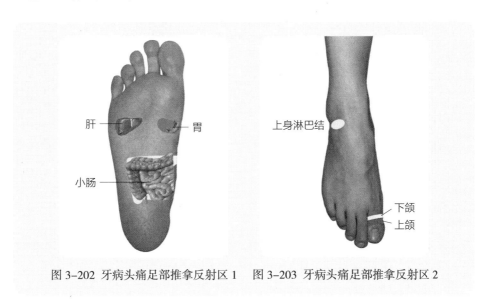

图 3-202 牙病头痛足部推拿反射区 1　　图 3-203 牙病头痛足部推拿反射区 2

四、耳部疾病引起头痛的 10 分钟缓解术

耳部疾病中,化脓性中耳炎常常引起头痛。这是由于感冒、鼻和咽部急性炎症,以及急性传染病后,由化脓性细菌经咽鼓管侵入中耳所引起。

(一)诊断要点

1 急性中耳炎
早期除耳内剧烈疼痛外,均有不同程度的头痛,并伴有发热和耳内阻塞感，如果病情进一步发展，头痛和耳内疼痛则更加剧烈，不少患者还有畏寒、高热、听力明显下降，耳鸣等症状。待到鼓膜溃破，流出脓液，诸症方逐渐好转。

② 慢性中耳炎

除有头痛外，常伴有耳道流脓，听力减退等症状。一般发病缓慢，不少人反复发作，日久不愈，还严重影响记忆力。

（二）10分钟缓解术

① 针刺疗法

 风池、听会、翳风、外关、合谷、足三里。（图3-204～图3-207）

 常规进针后，中等强度刺激，留针10分钟，每3分钟行针1次。每日1次，7次为1疗程。

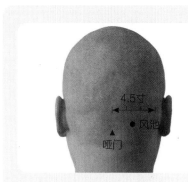

图3-204 耳部疾病头痛针刺穴位1

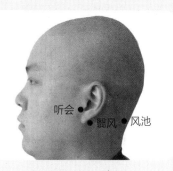

图3-205 耳部疾病头痛针刺穴位2

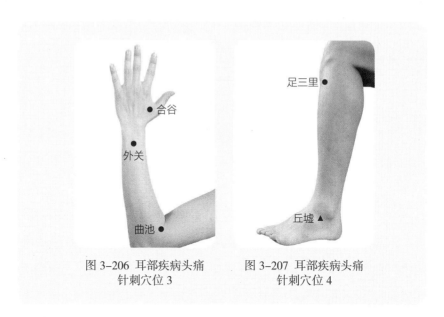

图 3-206 耳部疾病头痛
针刺穴位 3

图 3-207 耳部疾病头痛
针刺穴位 4

 耳穴贴压法

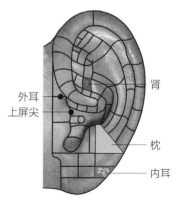

取穴 肾、内耳、上屏尖、枕、外耳。（图 3-208）

方法 耳郭常规消毒后，将王不留行籽贴附在小方块胶布中央，贴压于患侧（或双侧），上述耳穴上，每天自行按压5～6次，每次10分钟，3天后重新更换。

图 3-208 耳部疾病头痛
耳穴

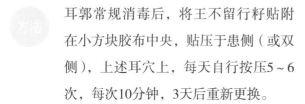 气功疗法

功法 **1**

①练功前先用消毒棉签将耳内脓汁拭净，取坐位或立位均可，心性宜平静。

②用两手掌心分别捂住同侧全耳，顺时针方向用力揉100下，耳内应有热感。手心随时留有空隙，以防耳内产生负压，产生不适。

③两手掌揉搓耳郭向前弯曲盖住外耳道，用指掌交接处压住耳郭，以食指划过中指敲击乳突部100下，揉搓时双侧同时进行。

④每日清晨练功一次，每次10余分钟，一般一周左右即可治愈。但为了防止复发，可长期坚持下去。

功法②

站立于空气新鲜之地，闭目凝神，舌抵上腭，排除杂念，意念集中耳内，腹式呼吸，静默2~3分钟，然后搓两手发热，用手掌按住外耳道顺时针方向旋转100次。又用两手中指各按耳郭贴盖耳道，用食指从中指上弹滑下来敲打耳根乳突部100次，只听见"咚咚"的声音直射耳鼓。最后，将口中唾液徐徐咽下，用意念引至丹田，收功。

练功时间应每日早、晚各1次，每次10~20分钟。

④ 皮肤针疗法

取穴 耳周围、颈椎1~4、外关、合谷。

方法 中等度叩刺，以不出血为度，每日1次约10分钟。

⑤ 穴位注射法

取穴 翳风、曲池、外关。

方法 取5%当归注射液注入上述各穴，每穴注射0.5毫升，每日1次。7次为一疗程。

6 敷药疗法

方法 **1**

处方 核桃仁适量，冰片0.3克。

方法 核桃仁研烂，拧油去渣，得油3克，兑冰片0.3克。每滴少许，外敷耳内。

方法 **2**

处方 黄矾15克、乌贼骨1克、黄连1克。

方法 上药捣烂，绵裹如枣核大，塞耳中，每次10分钟，每日3次。

方法 **3**

处方 狗胆1个、白矾0.3克（烧令汁尽）。

方法 上药研末与猪脂调和，塞耳中。

7 吹耳疗法

① 猪胆1个（含胆汁约60克）、枯矾60克、青黛15克、冰片1.5克。
将猪胆汁与枯矾混合，搅拌均匀，待阴干后再加入青黛、冰片，共研为细末备用。治疗时先用双氧水冲洗耳内分泌物，再用棉签蘸干，吹入少许药末。每日1～2次。

②黄连30克、大黄50克，焙干研极细末。白矾、石膏、龙骨各100克。

将上药火煅后加入冰片10克，共研成细末，上述各药混合，过100目筛，高压消毒30分钟贮瓶备用。棉签蘸3%双氧水洗去耳内脓液及痂皮，再以75%酒精棉球拭净患处，每日3～5次吹上药少许，直至痊愈。

③蝉蜕1个、冰片0.3克、轻粉3克。

取蝉蜕焙干研细末，加冰片、轻粉，调匀备用。用时先用双氧水清洗耳内分泌物，再吹入上药少许，每日1次。

④蜈蚣一条。

上药研末，吹入耳中。

⑤炒黄丹、枯矾各30克，凌霄花、赤芍各6克。

将以上药物共研为极细末，取少量吹入患耳，每日1次

⑥枯矾15克、煅龙骨13克、冰片3克。

将以上药物共研为细末，装瓶备用。治疗时先用3%双氧水将患耳洗拭，再用棉签将耳道拭干，然后将药粉少许吹入耳内，每日用药2次。

⑦蛇蜕97%、小蜘蛛2%、冰片1%。

将上药共研为细末备用。治疗时先以消毒棉签将耳中脓蘸尽，再将少许药粉吹入耳内，每日1次。

⑧露蜂房30克、枯矾6克、黄柏15克、冰片3克。

先将露蜂房、黄柏焙黄，再加冰片、枯矾共研为细末。治疗时先用双氧水拭净耳内脓液，然后吹入少许药粉，每日2次。

⑨猪胆1个、白矾12克、冰片2克、臭大姐2个。

将猪胆切一小口，余药共研末盛入，阴干或炙干，取出药末装瓶备用。治疗时取少量药粉收入耳内，每日2次，7天为1疗程。

⑩胭脂炭9克、蛇蜕炭3克、麝香450毫克、陈皮炭、枯矾各6克，冰片0.3克。

将以上药物共研为细末，装瓶备用。治疗时先用药棉擦净耳孔，然后将少许药粉吹入耳内，每日2～3次。

8 滴耳疗法

① 鲜生地适量。

上药洗净、拭干，削去外皮的毛根及坑凹部分，再用盐水充分洗净，擦干后切成薄片，放入消毒过的研钵内，捣成糊状，以4层消毒纱布包紧榨取汁过滤。每500克生地约取汁50余毫升。每100毫升药汁加入冰片末1克，使成1%混合液。用时先以双氧水清洗耳道，用消毒棉花拭干，然后滴入药液2~3滴，再在外耳道塞一小棉球，隔日1次。

② 黄鳝2条。

上药放在清水中养6~8小时，用时以镊子或止血钳将黄鳝颈部夹住，以消毒过的剪刀将其尾巴剪断，让鲜血滴进耳中，侧卧10~20分钟。滴药前，需先用3%双氧水或生理盐水将患耳洗净、擦干。

③ 生半夏1份，50%酒精3份。

将生半夏研末，溶于酒精中，浸泡24小时以上，取澄清液滴耳。用时先用双氧水洗涤外耳道，再滴入数滴药液，每日2次。

④ 海螵蛸1克、麝香0.03克、冰片0.3克、黄连1.5克。

将以上药物共研为细末，置于消毒小瓶内，加注射用水5毫升浸泡，密封备用。治疗时先拭净耳中脓液，然后滴入药水5滴，滴后患耳向上侧卧10分钟，每日3次。如脓液中夹有血液者，可在药中加红花0.5克。

⑤ 核桃仁100克，冰片15克。

将核桃仁研细，煮熟（半小时），趁热用双层纱布包裹榨油，再加研为极细末的冰片于油内，加温拌匀，装入消毒瓶中备用。治疗时先用3%双氧水洗去耳内分泌物，擦干，点药2~3滴，每日2~3次。

⑥ 新鲜鸡蛋清、香油等量。

将蛋清与香油混合调匀，每次滴耳2~3滴，每日2~3次。

⑦ 麝香1克、75%酒精10毫升。

将麝香溶于酒精中，贮于瓶中密封7天备用。治疗时先将耳中脓液擦净，用滴管滴入麝香酒1~2滴，然后用消毒棉球塞于外耳道。2日1次，3次为1疗程。

⑧ 鲜大蒜汁20毫升、蓖麻油75毫升。

在大蒜汁内加入阿拉伯胶5克，盐酸普鲁卡因2毫升，混合调匀成胶汁状，然后缓缓滴入蓖麻油，随加随沿一个方向研磨，至成浅黄色乳液为止。治疗时取少量药液滴耳，每次2~3滴，每天1~2次。

⑨ 黄连10克，3%硼酸溶液100毫升。

将黄连入硼酸溶液中浸泡，而后蒸沸过滤2次，按常规洗净患耳，取少量药液滴耳，每日3~4次。

第六节　脑外伤引起头痛的10分钟缓解术

一般来说颅脑损伤都伴有不同程度的头痛。这些患者中大多数经过积极治疗和休息，能够获得痊愈。但是对这些患者不能忽视精神上的鼓励，过去由于片面强调脑外伤后休息和治疗，夸大了其严重性，使患者背上了沉重的包袱，如果我们能耐心地向患者说明疾病的原委，调动其主观能动性，那就一定能在最短的时间内取得较好的疗效。

（一）诊断要点

1 ▶ 有明确的脑外伤史。

2 ▶ 有明显、长时间的头痛。疼痛性质为胀痛、钝痛、紧缩痛或搏动样痛。

3 ▶ 头痛可因用脑、阅读、震动、人多嘈杂等因素而加重。

4 ▶ 伴有记忆力减退、注意力不集中、对外界反应迟钝等症状。

（二）10分钟缓解术

 1 推拿疗法

取穴 风池、脑空、印堂、睛明、迎香、人中、承浆、角孙。（图3-209、图3-210）

脑空：在后头部，枕外隆凸外侧，风池穴直上，脑户穴与角孙穴连线的外3/5与内2/5交点处。

角孙：在侧头部，耳廓根部的上方，适对耳郭缘之最高点，颞颥部之入发际处。

承浆：在面部正中线上，下唇的下方，即颏唇沟中央的凹陷处。

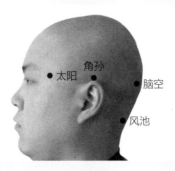

图 3-209 脑外伤头痛推拿穴位 1

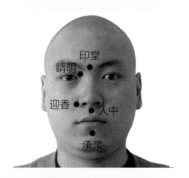

图 3-210 脑外伤头痛推拿穴位 2

操作 ①患者取坐位，医者站在患者背后，一手扶住前额，另一手用拿法自前发际至枕后往返3～5次。随后拿风池、脑空各1分钟。接着用两手拇指螺纹交替抹颈部两侧胸锁乳突肌，自上而下7～10次。

②医者站于患者前，两手拇指分别抹印堂，按睛明，抹迎香、承浆，每穴0.5分钟。接着用两手拇指偏峰推角孙穴，自耳前向耳后直推15

次左右、再用双手掌进行，自耳前向耳后直推15次左右，再用双手掌根对按枕后0.5~1分钟。

③用掌根拍击法，拍击囟门3次（患者正坐，眼睛睁开，口紧闭，呼吸均匀），随后可配合热敷头顶，结束治疗。

② 针刺疗法

取穴 头部阿是穴（病痛处）、膈俞、合谷、三阴交。（图3-211~图3-213）

膈俞：位于第7胸椎棘突下，旁开1.5寸处。

操作 穴位常规消毒后，针入上述各穴，中等强度提插捻转后，留针10分钟。

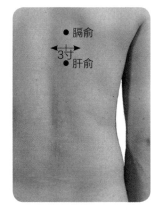

图 3-211 脑外伤头痛针刺穴位 1

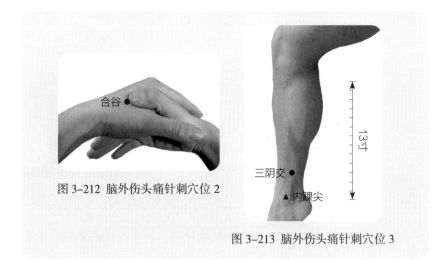

图 3-212 脑外伤头痛针刺穴位 2

图 3-213 脑外伤头痛针刺穴位 3

③ 耳穴贴压法

取穴 枕、额、皮质下、神门。（图3-214）

耳郭常规消毒后，将王不留行籽贴附于小方块胶布中央，再贴压于上述耳穴上。每日自行按压3~5次，每次10分钟，3天后重新更换。

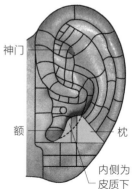

图 3-214　脑外伤头痛耳穴

④ 气功疗法

自然放松，仰卧于床上（枕头不宜过高），双腿微叉开，舌抵上腭，微闭双目，排除杂念，以意领气从百会穴下达丹田并意守着丹田，呼吸轻松自然深长，5分钟后意念由丹田转到阿是穴（病痛处），同时一手指点按在该处，意想手指一股真气使痛处消失，练5~10分钟，收功。

⑤ 拔罐疗法

取穴　风池、肝俞、太阳、膈俞。

方法　患者坐位，先用三棱针点刺双侧太阳穴、风池穴、肝俞穴、膈俞穴，再取口径1.5厘米的玻璃罐，用闪火法拔在所点刺穴位上5~10分钟，每日1次。

⑥ 皮肤针疗法

取穴　太阳、印堂、阿是穴。

方法　将上述各穴叩刺出血，再加拔罐效果更佳。

7 敷药疗法

方法1

处方 全蝎21个、蜈蚣6条、土狗（蝼蛄）3个、五倍子15克、生南星30克、生半夏30克、白附子36克、木香9克。

方法 上药共研细末，加1/2的面粉，用酒调成饼，摊贴太阳穴，用纱布包裹固定。

方法2

处方 斑蝥（去头足）3～5个。

方法 上药研末布包，贴痛处。起泡后，用针刺破，使水流出。

方法3

处方 川芎12克、花椒壳20克、薄荷脑5克、葱白20克、面粉适量。

方法 将葱白20克捣汁，前药研细末，和面粉调拌成饼。外敷于太阳穴、百会穴处，每日3次，每次10～30分钟

方法4

处方 当归12克、川芎6克、香附6克、食盐20克。

方法 上药共为粗末后炒热，外敷贴头痛处。每日2~3次，每次10分钟。

处方 生川乌、生草乌、白芷各15克，黄丹100克，香油100克。

方法 将上药用香油浸泡24小时，然后文火煎药，炸焦去渣，在油中徐徐加入黄丹成膏，再将药倒入冷水浸24小时（去火毒）备用。亦可将上药煎成汤剂，加水200毫升，煎至60~80毫升盛瓶中备用。发作频繁、疼痛剧烈者，将中药汤剂用纱布折叠数层湿敷患处10余分钟，继将膏剂少许加热摊在纱布块上，贴在患处，3日换1次。

处方 川芎15克、晚蚕沙30克，僵蚕20克、香白芷5克。

方法 将上药共入砂锅内，加水5碗，煎至3碗，用厚纸将砂锅口糊封，并视疼痛部位大小，盖纸中心开一孔，令患者痛位对准纸孔。满头痛者，头部对准砂锅口（两目紧闭或用手巾包之），上面覆盖一块大方手巾罩住头部，以热药气熏蒸，每日1剂，每剂2次，每次熏10分钟。

第七节 其他疾病引起头痛的 10 分钟缓解术

一、围绝经期综合征引起头痛的 10 分钟缓解术

妇女在50岁前后，男子在60岁前后，由于卵巢功能及睾丸功能衰退而出现的一系列自主神经功能紊乱的症群称为围绝经期综合征。临床表现以一过性颜面潮红，热潮涌向头部，伴头痛、头晕、耳鸣、心慌、汗出，或情绪不稳定，易急躁激动；或肥胖、水肿等为主要特征。

（一）诊断要点

1 年龄是诊断围绝经期综合征头痛的重要依据。通常女性在45岁以上，男性在55岁以上。

2 头痛隐隐，时好时发，遇到某种刺激后加重。

3 常伴头晕、失眠、心悸、气短、颜面潮红烘热、情绪不稳定，腰酸、乏力等症。

（二）10分钟缓解术

① 推拿疗法

① 摩颈：先将两手互相搓热，再以两手搓颈前两侧各36次。

② 搓腰：搓热两手，擦背下腰软处，左右两手上下交替，各擦24次，用力宜稍重。（图3-215）

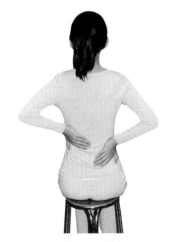

图 3-215　围绝经期综合征头痛推拿疗法

（3）搓肾囊：男子以左手兜托肾囊，右手轻按其上顺时针搓动，再左右换手逆时针搓动，各49次。

（4）和带脉：自然盘腿，两手推捏，上身自左而右转16次，再自右而左转16次。

（5）点按穴位：肾俞、足三里、三阴交、血海。每穴点按0.5～1分钟。（图3-216～图3-222）

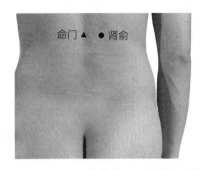
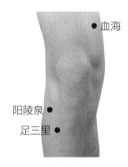

图 3-216　围绝经期综合征头痛推拿穴位　　图 3-217　围绝经期综合征头痛推拿穴位

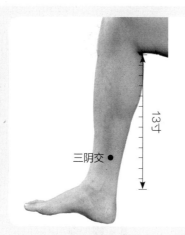

三阴交●

13寸

图 3-218 围绝经期综合征头痛推拿穴位

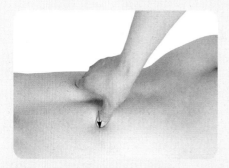

图 3-219 围绝经期综合征头痛点按肾俞

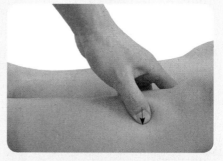

图 3-220 围绝经期综合征头痛点按足三里

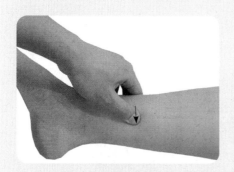

图 3-221 围绝经期综合征头痛点按三阴交

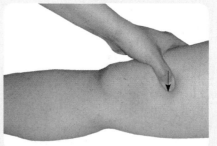

图 3-222 围绝经期综合征头痛点按血海

② 针刺疗法

取穴 女性取三阴交、足三里、血海（位于髌骨内上缘上2寸，当股骨内上髁上缘两横指，股内侧肌的隆起处），男性取肾俞、委中、阳陵泉。（图3-223）

方法 皮肤穴位常规消毒后进针，轻刺激，留针10分钟（也可温针灸2壮，在足三里、肾俞穴处），每日或隔日1次，7～10天为一疗程。

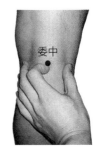

图 3-223 委中

③ 耳穴贴压法

取穴 内分泌，交感，皮质下，肾，心，脾，肝。（图3-224）

方法 耳郭常规消毒后，将王不留行籽贴附于小方块胶布中间，再贴压于上述耳穴上。每天自行按压3～5次，每次10分钟，3日后重新更换。

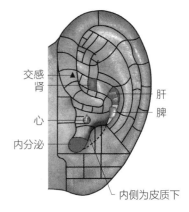

图 3-224 围绝经期综合征头痛耳穴

④ 拔罐疗法

取穴 心俞、肝俞、脾俞、肾俞、足三里、三阴交。（图3-225）

操作 患者俯卧，先用三棱针点刺同一侧心俞、肝俞、脾俞、肾俞后，取口径3厘米的玻璃罐，用闪火法拔所点刺穴位5分钟；再令患者仰卧，用同法在同一侧三阴交、足三里穴拔罐5分钟（取口径1.5厘米玻璃罐）。第二天，采用与此相同的方法拔另一侧穴位，两侧穴位交替进行。

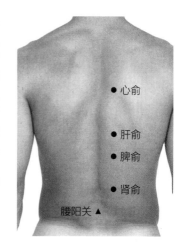

● 心俞

● 肝俞
● 脾俞

● 肾俞

腰阳关 ▲

图 3-225 围绝经期综合征头痛拔罐穴位

5 气功疗法

功法1 回春功

①预备势：自然站立，两脚开立与肩同宽，两臂轻垂于体侧，呼吸自然缓慢，全身放松，头正颈直，目光收敛，神态安详，意念自己风华正茂时的形象，面含微笑。

②服气：意念人静，然后开始深呼气，鼻吸口呼。吸气时要注意上提会阴，提肛缩肾，耸肩，徐徐举踵，头微抬，颈徐伸，胸部舒展，小腹自然鼓起，大量吸纳新鲜空气。当感到吸气快吸足时，两肩向后仰加深吸气。然后缓缓呼气，呼气时脚跟徐徐下落并屈膝，身躯渐渐前倾（约45°），小腹微收，两手自然下垂于身前，使体内浊气尽量吐出。以上为1息，可做8息，然后回复自然站立。

③虚静：保持服气后站立姿势，然后以意念配合呼吸，导引全身内外放松入静。即吸气时默念"静——"，呼气时默念"松——"，意念从头松到脚，尤其是小腹放松。如此导引3息，身心渐趋虚静境界。

④抖动：保持虚静状态，然后将膝部微微下屈，腰部轻轻发力，意念由小腹部开始颤动，带动全身内脏和肌肉作有弹性而松柔地抖动，抖动频率不应少于每分钟164次，这样才能对血脉和腺体起"震荡"作用。抖动时要怡然自得，

自感越抖越松，疾病全被一"抖"而光，浑身舒畅。如此抖1~3分钟，然后渐渐停止。

⑤转肩：在抖动停止以后，两膝回复直立姿势，做一次松静呼吸，然后再屈双膝，两臂自然下垂，嘴微微张开，开始做左右转肩：左肩向下前方、右肩向上后方，腰渐向右转，使左肩转向左前方约60°；左肩峰向前下划半圆，右肩峰向后上划半圆后，至双肩平时不停，再反方向转肩；右肩向前下方、左肩向后上方，腰渐向左转，使右肩转至右前方约60°。以上两式连续起来，即为以腰扭动带动双肩各自反方向划圆的转肩动作。左右各转8次。最后双手合十举过头顶，举踵吸气，随呼气以掌呈拜佛状下落，至小腹前分开两侧而收势，全功结束。全套功法需8~10分钟，日练2~3次。

功法2 强壮功

取站桩势，双手呈抱球状放于小腹前，双目微闭，全身放松。自然呼吸，舌抵上腭，意守下丹田。每次练10分钟，每天2~3次。

功法3 太极内功

①姿势：取站立式，两足分开同肩宽，含胸拔背，双手自然下垂。

②意守：取意守命门法。练功开始，以意领气，从涌泉穴开始，配合吸气，经小腿、膝关节、大腿，到会阴合而为一，上达后丹田命门部位，稍停顿后，再以意领气下降到涌泉。周而复始。

③呼吸：行导引运气法。练功开始，用顺腹式呼吸、口对着会阴部细长吐气，随着吐气屈膝，身体慢慢下降，降到两腿发酸为度，此时用意导引气沿上述部位达命门。呼气时两膝慢慢变直、身体上起，以意领气由命门经会阴、双腿下达脚心。周而复始。一般每次练10分钟，每日2次。

 敷药疗法

处方 乌头、南星、葱汁。

方法 上两味药等分为末，葱汁调涂太阳穴上，每日2～3次。

7 药浴疗法

处方 川芎30克、香附20克、吴茱萸20克、花椒6克、生葱白30克。

方法 将上药放入水中煎10～15分钟后，先熏后浸双手及头部，每次10分钟，每日2～3次。

8 足部推拿疗法

取穴 头、颈项、肾上腺、子宫、生殖腺、甲状腺、胰腺、腹腔神经丛。（图3-226、图3-227）

方法 以一手持脚，另一手半握拳，食指弯曲，以食指第1指间关节顶点施力，每次每穴按摩1～1.5分钟，每日3～4次。

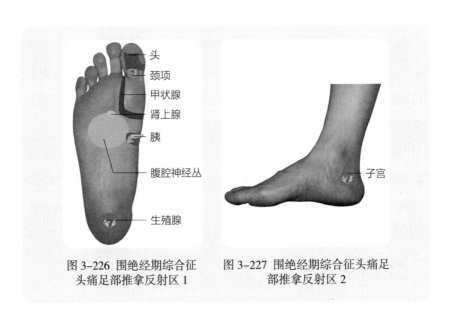

图3-226 围绝经期综合征
头痛足部推拿反射区1

图3-227 围绝经期综合征头痛足
部推拿反射区2

二、腰椎穿刺后头痛的 10 分钟缓解术

腰椎穿刺后，由于脑脊液流失过多，会产生头痛。

（一）诊断要点

1 头痛发生于腰椎穿刺之后2～3小时或24小时左右，有的患者出现较晚，在穿刺后2～3天发生头痛。

2 有持续性的胀痛、钝痛、搏动样痛。位于后枕、颈部、前额。多伴周身不适，乏力、头晕、恶心、呕吐等症状。

3 头痛与体位有关，即起立后加重，平卧或头低脚高位时减轻。同时，在咳嗽、用力后也会有加重的趋势。

（二）10分钟缓解术

当腰穿后发生头痛时，应深入细致地做好解释工作，并令患者安静卧床休息，多饮开水。

① 推拿疗法

（1）以两手大拇指螺纹贴按患者两眉弓间的印堂穴，并用劲沿眉弓上缘，分别向外分抹至太阳穴。操作7～8遍。前额部可分上、中、下三条横线，每线须分抹7～8遍。（图3-228、图3-229）

（2）以两手大拇指螺纹着力，从攒竹穴开始，沿眉弓上缘鱼腰穴，分别向外揉至太阳穴。反复施术3～5遍。（图3-230～图3-232）

（3）两手五指屈曲，以手指端着力，在发际中快速而有节律地梳抓，并按压或轻掐头颅。连续施术3～4次。（图3-233）

④ 按揉任、督脉，点按中下丹田约3~4分钟。要求按中有揉，揉中有按，点压互使。（图3-234、图3-235）

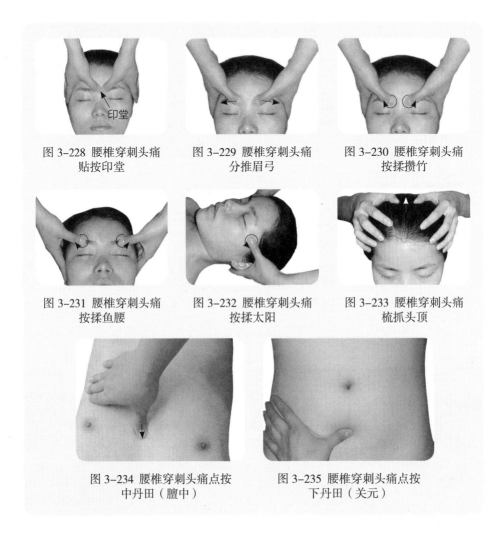

图 3-228 腰椎穿刺头痛
贴按印堂

图 3-229 腰椎穿刺头痛
分推眉弓

图 3-230 腰椎穿刺头痛
按揉攒竹

图 3-231 腰椎穿刺头痛
按揉鱼腰

图 3-232 腰椎穿刺头痛
按揉太阳

图 3-233 腰椎穿刺头痛
梳抓头顶

图 3-234 腰椎穿刺头痛点按
中丹田（膻中）

图 3-235 腰椎穿刺头痛点按
下丹田（关元）

② 针刺疗法

取穴 如前额头痛取印堂、太阳、合谷；单侧头痛取头维、风池；枕颈头痛取大椎、风池。（图3-236~图3-238）

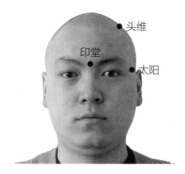

图 3-236 腰椎穿刺头痛针刺穴位 1

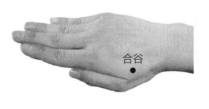

图 3-237 腰椎穿刺头痛针刺穴位 2

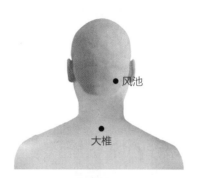

图 3-238 腰椎穿刺头痛针刺穴位 3

进针后、强刺激提插捻转，留针10分钟，每3分钟行针1次，每日1次。

③ 耳穴贴压法

取穴 枕、额、皮质下、神门。（图3-239）

方法 耳郭常规消毒后，将王不留行籽贴附于小方块胶布中央，再贴敷于上述各耳穴。每天自行按压3~5次，每次10分钟，3天后更换耳豆。

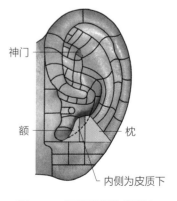

图 3-239 腰椎穿刺头痛耳穴

④ 拔罐疗法

取穴　风池、太阳、肝俞、三阴交。（图3-240、图3-241）

方法　先取坐位，用三棱针点刺风池、太阳穴后，取口径1.5厘米的玻璃罐，用闪火法将罐拔于所点刺部位和肝俞、三阴交穴上。点刺部位5分钟后起罐，肝俞、三阴交拔罐10分钟。

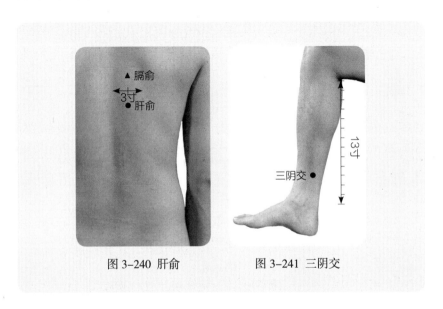

图 3-240 肝俞　　　　　图 3-241 三阴交

⑤ 敷药疗法

方法❶

处方　细辛5克，荜茇5克，干姜10克。

方法　将以上药物共研为细末，以酒调匀，贴敷于头部痛处。

方法 **2**

处方 白砒、藤黄、斑蝥、红娘子各等份。

方法 上药研末，加水为丸，如梧桐子大，将1丸放膏药中间，另用1张膏药将药丸合入粘住，用针刺数孔放太阳穴、风池穴上，胶布固定。1日换1次，5日为1疗程。

方法 **3**

处方 头痛膏：羌活45克、独活45克、赤芍30克、白芷20克、石菖蒲18克、葱头5茎。

方法 诸药混合粉碎过筛后，以葱头加水煎浓汁，入药末调和成膏。取药膏贴在太阳、风池、风府穴上，胶布固定。

6 涂搽疗法

(1) 天麻10克、蔓荆子10克、钩藤10克、冰片2克。

将以上药物入200毫升白酒中浸泡，两周后以药酒涂搽太阳穴、风池穴等处，每日2次。

(2) 冰片3克、白芷3克、天麻3克。

将以上药物共研细末，用10克凡士林调和成膏，涂搽额部、太阳穴等处，每日3次。

(3) 大蒜头1个。

将蒜头剥去外皮捣烂，调入10毫升白酒，涂搽于足心。

7 药浴疗法

处方 磁石、石决明、党参、黄芪、当归、桑枝、枳壳、蔓荆子、白蒺藜、白芍、炒杜仲、牛膝各6克，独活18克。

方法 将上药水煎取汁1500毫升，待水温40～50℃时，浸泡双足约5分钟。再逐渐加水至踝关节以上，保持水温在40～50℃，两脚不停地相互搓动5～10分钟。每日1次。

8 饮食疗法

1 山药羊肉粥：山药1斤煮熟研泥，羊肉1斤去脂膜，煮烂熟研泥。肉汤内下米适量，共煮粥，空腹食之。

2 荔枝干大米粥：荔枝干10～15枚，去壳除核，大米适量，同煮粥服用。日1次，连续服用。

3 白鸽红枣饭：肥大乳鸽1只洗净斩块，以黄酒、白糖、豉油、熟植物油调汁腌渍；红枣4枚洗净去核，冬菇3朵泡软切丝，与生姜2片同放入鸽肉碗中，拌匀，待米饭水将干时，将鸽肉、红枣等铺于饭面，加盖慢火焖至熟。宜晚餐用，不可吃得太饱。

4 杞子炖羊脑：枸杞子30克、羊脑1具，加水适量，隔水炖熟，调味进食。

5 枸杞南枣鸡蛋：取枸杞子15～30克、南枣10枚、鸡蛋2个。先将鸡蛋煮熟后剥去壳，再共煮片刻。吃蛋喝汤，每日或隔日一服。

6 桑葚酒：取桑葚125克捣汁，加入酒中，每日服2～3次，每次20毫升。

三、甲状腺功能亢进引起头痛的 10 分钟缓解术

（一）诊断要点

1 头痛伴有多食、善饥、消瘦、脾气急躁、易动感情、心悸气短、多汗、乏力或眼球突出等症状。

2 甲状腺弥漫性肿大。

3 听诊有血管性杂音，基础代谢和吸碘试验数值增高。

（二）10分钟缓解术

1 推拿疗法

① 取坐位，用一指禅推法沿项部督脉及两侧膀胱经上下往返治疗2～3分钟。（图3-242）

② 双手食指屈成弓形，第2指节侧面紧贴印堂，由眉间向前额两侧抹，每分钟40次左右局部有热感为宜。（图3-243）

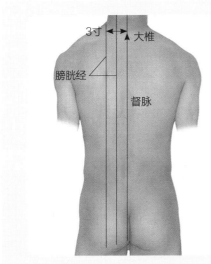

图 3-242 督脉、膀胱经

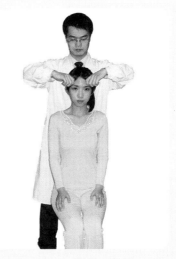

图 3-243 甲状腺功能亢进头痛抹前额

③ 用双手拇指分别按在攒竹穴上，有节律地揉按1分钟。（图3-244）

④ 双手拇指按在印堂穴上，交替进行有节律的揉按，自感局部酸帐为度。（图3-245）

⑤ 双手拇指按揉风池穴，感到有酸胀感后双手拇指向上方用力点按，并有节律地颤动，以加强酸胀感，手法持续1分钟。（图3-246）

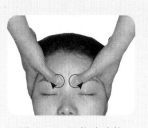 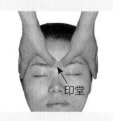 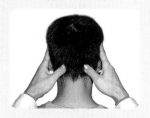

图 3-244 甲状腺功能亢进头痛按揉攒竹　　图 3-245 甲状腺功能亢进头痛贴按印堂　　图 3-246 甲状腺功能亢进头痛按揉风池

⑥ 用双手掌根大面积按在穴位上，做有节律的揉动，速度宜稍慢，每分钟50次左右，至局部酸胀感显著为宜。

⑦ 端坐，眼睛睁开前视，牙齿咬紧，用手掌心在头顶囟门处做有节律的拍击动作，50次左右。

⑧ 双眼微闭，两掌紧贴于面部，做自上而下的摩擦运动，速度适中，每分钟60次左右，自觉面部有发热血流贯通感。

每次10分钟，每日1次，最好在早晨空气新鲜时做。

② 针刺疗法

方法 ①

 取穴　腺体穴（甲状腺体中心）、攒竹、睛明、风池、内关、足三里、三阴交。（图3-247 ~ 图3-250）

 方法　进针后提插毫针，轻刺激，不留针或留针10分钟。

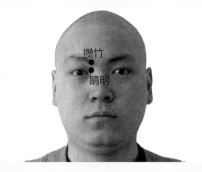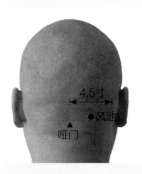

图 3-247 甲状腺功能亢进头痛针刺穴位 1　　图 3-248 甲状腺功能亢进头痛针刺穴位 2

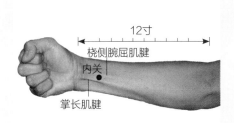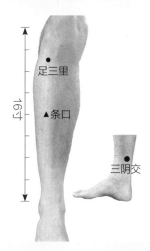

图 3-249 甲状腺功能亢进头痛针刺穴位 3　　图 3-250 甲状腺功能亢进头痛针刺穴位 4

 方法 2

取穴　臑会、天容、天鼎、合谷、足三里。（图3-251～图3-253）

天容：平下额角，胸锁乳突肌前缘。

天鼎：在结喉下1寸，胸锁乳突肌后缘。

臑会：三角肌后下缘与肱骨交点。

方法　进针后，轻刺激，每次留针10分钟，每日1次。

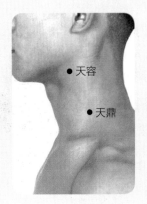

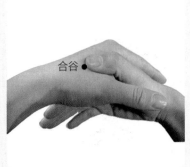

图 3-251 甲状腺功能
亢进头痛针刺穴位 5

图 3-252 甲状腺功能亢进头痛针刺
穴位 6

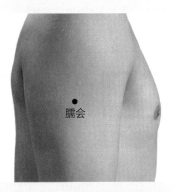

图 3-253 甲状腺功能亢进头痛针刺穴位 7

方法 3

 取穴 颈肿块局部。

 方法 患者端坐，稍仰头，医者用左手固定肿物，右手持三棱针，刺入肿块腺体，快速进针，以恰到对侧壁为宜，进针后不捻转、不提插，迅速退针至皮下，再向上下左右刺四针，深度均恰到对侧壁，然后拔出，用消毒棉球压迫针孔3~5分钟，以防出血。每日1次，7~10次为1疗程。

3 耳穴贴压法

取穴 神门、皮质下、内分泌、心、脾、脑点。（图3-254）

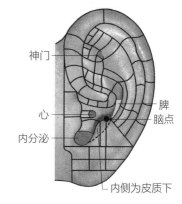

神门
心
内分泌
脾
脑点
内侧为皮质下

图 3-254 甲状腺功能亢进头痛
耳穴

方法 耳郭常规消毒后，将王不留行籽贴附于小方块胶布中央，然后贴压于耳穴上。每天自行按压3～5次，每次10分钟，3天后更换耳豆。

4 气功疗法

① 练功前须情绪安定，然后采用平坐，坐在凳上，自然端坐，头正直，沉肩垂肘，两手轻放大腿上，两足分开，下肢弯曲成90°角，两膝相距与肩同宽，口轻闭上，眼睑自然下垂，自然呼吸。静坐1～2分钟。

② 有意识地练习下述三线放松功：

第一条线（两侧）：从头部两侧开始→颈部两侧→两肩→两上臂→两肘关节→两前臂→两腕关节→两手。

第二条线（前面）：从面部→颈部→胸部→腹部→两大腿→两膝→两小腿→两足。

第三条线（后面）：从后头→项部→背部→腰部→两大腿后面→两腿弯→两小腿后面→两脚。

练习过程中先注意一个部位，然后默念"松"，再注意次一部位，再默念"松"，依此类推。从第一条线开始放松完后，再放松第二条线、第三条线，放松完三线为一遍。然后把"意"存放在下丹田。

③ 练完三线放松功之后，自然呼吸，用右手中指轻放在甲状腺肿大部位，每次呼气时，意想手上一股真气让肿块消失。反复3～5分钟左右收功。

此功法宜每日早、午、晚各练1次，每次10分钟左右。

⑤ 敷药疗法

方法 **1**

处方 五倍子适量。

方法 用五倍子炒黄研末，每晚睡前用米醋调成膏状，敷甲状腺肿大处，每日1次，7次为1疗程。

方法 **2**

处方 云南白药适量。

方法 将云南白药粉与50~60度白米酒调成糊状，直接均匀涂布于肿大的甲状腺上，然后用纱布块敷盖，再加一层塑料薄膜，最后用胶布固定。每次10~30分钟，每日3~4次浸药(将干涸的药粉重新用米酒湿润)、敷贴，每天换新药粉1次，2周为一疗程。

方法 **3**

处方 华南胡椒全植株2份，野菊花叶1份。

方法 上药同捣烂后加少许食盐再捣匀，按肿块大小取适量，隔水蒸熟，待温度适中时敷患处，敷药宜稍厚，外用纱布固定，每日换药1次。本法亦可将药晒干磨成粉末贮备候用。用时加适量热盐水调成水膏温敷。

6 穴位注射法

取穴　阿是穴。

方法　局部常规消毒后，用5毫升注射器，吸取2%碘化钾，以左手食指和拇指固定肿大腺体，向中央刺入，注入药物1～3毫升，3天注射1次，6次为一疗程。

7 挑治疗法

取穴　腺肿阿是穴。

方法　治疗时用左手将肿块提起，局部常规消毒，用26～28号毫针快速刺入结节中央，并迅速出针。每日1次，7次为一疗程。切忌刺破血管。

四、头痛型癫痫的 10 分钟缓解术

癫痫是一种发作性神志异常性疾病，俗称"羊痫风"。其特征是发作时突然昏仆，不知人事，口吐涎沫，四肢抽搐，双目上视，或口中如猪羊叫声。癫痫的种类很多，头痛型癫痫只是其中一种。

（一）诊断要点

1 可发生在任何年龄，但以青少年为多。

2 发病前有幻视、黑蒙、头昏、胸闷等先兆症状。

③ 发作时头痛剧烈，伴面色苍白、出汗、头晕、呕吐等。持续时间可以数分至数十分，有的甚至可达一天以上。

④ 脑电图检查可出现典型的癫痫波，抗癫痫治疗有效。

（二）10分钟缓解术

① 推拿疗法

① 患者直坐，医者先点掐人中穴1分钟，再点按内关、合谷穴各0.5分钟。（图3-255~图3-257）

② 推拿风池、天柱等穴，约2~3分钟。（图3-258）

③ 用推法推印堂，再向上沿着前额、发际，至头维、太阳穴，一般往返3~4遍。

④ 按压印堂、鱼腰、太阳、百会等穴各0.5~1分钟，并用摩法从印堂起向上循发际至太阳穴，也往返3~4遍。（图3-259）

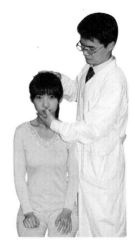

图3-255 头痛型癫痫点掐人中

⑤ 再次推拿风池、天柱穴，并配合按肺俞、心俞，拿肩井，操作2~3分钟。一般每天1次，5~7次为一疗程。（图3-260、图3-261）

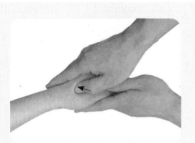

图3-256 头痛型癫痫点按合谷

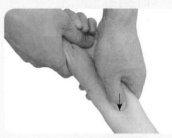

图3-257 头痛型癫痫点按内关

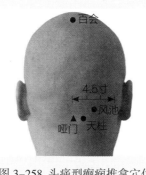

图 3-258 头痛型癫痫推拿穴位 1

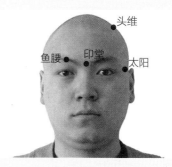

图 3-259 头痛型癫痫推拿穴位 2

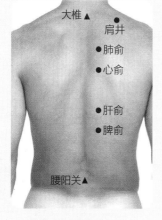

图 3-260 头痛型癫痫推拿穴位 3

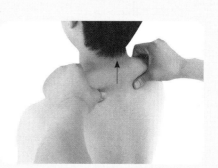

图 3-261 头痛型癫痫拿肩井

② 针刺疗法

神门、内关、肝俞、脾俞、心俞、风池、丰隆、三阴交。（图 3-262、图3-263）

进针后中等强度提插捻转，留针10分钟。每日1次，10次为一疗程。

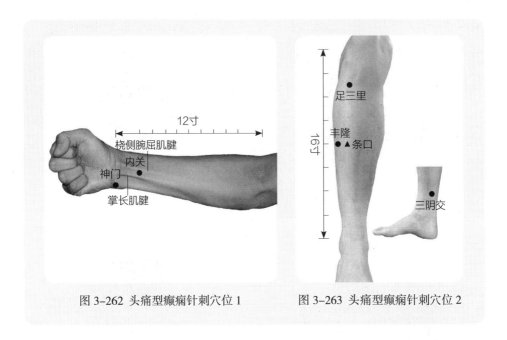

图 3-262 头痛型癫痫针刺穴位 1　　　图 3-263 头痛型癫痫针刺穴位 2

 ③ 耳穴贴压法

取穴 神门、皮质下、心、枕、脑点、胃。
（图3-264）

 方法 耳郭常规消毒后，将王不留行籽贴附于小方块胶布上，再贴压于上述各穴。每日自行按压3~5次，每次10分钟，3天后重新更换。

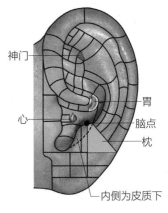

图 3-264 头痛型癫痫耳穴

④ 气功疗法

① 功法一

用两手分别按摩两侧耳轮18次，然后用两手鱼际处掩住耳道，手指放在后脑部，用食指压中指并滑下轻弹后脑部24次，可听到咚咚响声。

② 功法二

仰卧硬板床上，枕垫高，但不要影响呼吸，目视足趾尖，调息后呼吸自然，肌肉放松，开始动作：吸气时两足跟间次下蹬，足趾、足掌随着吸气向上翘，同时两手握拳，以中指尖顶住劳宫穴，腹部隆起。呼气时，收腹提肛，两足趾向前向下叩，两拳也随着松开，此为1次。以8次为1遍，呼吸8次，腹部起伏8次，呼吸8次，则停止手足活动，以两手覆盖于丹田之上不动，听任小腹之起伏动作，而意念随之，不可松懈，意守丹田之内，体验热气之回环。约练功10分钟。

③ 练习上述功法的辅助活动

①干梳头：两手随叹气之势，由身侧上抬，手心向上，以小指按于目内眦睛明穴上，揉按少许，至吸气尽。呼气时五指舒张，指肚稍用力，循膀胱经上行，由通天穴转向下，至胆经之风池穴，转手指向下，经肩井、渊腋、京门、日月，下至环跳，意领气至四趾之窍阴穴，以及足小趾之至阴穴，如此动作8次。

②揉按风池：两手上举至后脑后，以两手剑指分置于颈项肌肉隆起外缘的凹陷中，随呼吸而揉按，吸气时向上向后，呼气时向下向前，连续揉按少则8次，多则64次，应以阳白穴有热感为佳。亦可按相反方向揉按，至阳白穴发凉为止。

③拿玉枕：先将右手放在大椎穴上方，掌根和五指紧紧地抓住膀胱经之天柱穴，全手逐渐用力，随吸气之势向脑后上提至吸气尽。呼气时，手慢慢放松，呼出腹中之浊气，肚子塌下，连续动作，左右各8次，以脑海松适，颈项活软为度。

④旋指捣耳：以食指尖轻轻插至两外耳道口，同时相向内旋，再突然放松，共18～36次，

⑤ 穴位注射疗法

方法①

取穴 肝俞、神门、哑门。

方法 甩5%红花注射液注入上述穴位，每穴0.5～1毫升，每日1次。

方法②

取穴 风池、大椎、哑门、内关、足三里。

方法 用维生素B_1、维生素B_{12}或5%当归注射液每次选用2～3穴，每穴注入0.5毫升，每日1次。

⑥ 挑治疗法

取穴 长强上5分、1寸、1.5寸三处。
长强：位于尾骨尖下0.5寸处。（图3-265）

方法 皮肤常规消毒后，用28～30号毫针挑刺至皮下组织，每周1次，3次为1疗程。

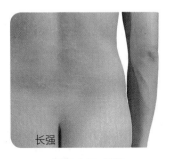

图3-265 长强

⑦ 敷药疗法

方法①

处方 熟附子9克。

上药研细末，用面粉少许和成饼，把饼放在气海穴上。可在穴上用艾绒灸2～3壮。每日1次。

方法②

处方 定痫膏：芫花50克（醋浸1日）、明雄6克、胆南星10克、白胡椒5克。

上药混合粉碎为末、过筛。取药末10～15克。填放脐内，覆以纱布，胶布固定，每日1次。

方法③

处方 定痫糊：马钱子、制僵蚕、胆南星、明矾各等份。

上药混合研为细末，再以青艾叶、鲜姜适量和诸药即成。取5～10克，分别置于神阙和会阴穴，上置艾炷施灸各2～3壮。

方法④

处方 吴茱萸适量。

上药研细末，纳入脐窝内，外用胶布固定，3～5天1次。

方法⑤

处方 芭蕉汁、薄荷汁各等量。

将上2味药混合，略煎3～5分钟，调成糊状。取药糊敷贴于百会、外劳宫、太冲穴上，干后取下每日2～3次。

8 涂搽疗法

处方 丹参、麦冬、薄荷各60克，茯神、天麻、贝母、半夏、陈胆星、橘红各30克，郁金45克，明矾24克，远志21克，全蝎、僵蚕、甘草、牙皂各25克，朱砂15克，琥珀、犀角、雄黄各6克，石菖蒲90克。

方法 将以上药物共研为细末，以姜汁、竹沥为丸，弹子大。治疗时以姜汁化开，涂搽胸部。每日2～3次。

9 药浴疗法

方法1

处方 白芷15克、当归15克、杭菊花15克、金银花15克、川芎10克、姜黄10克、苏木10克、元胡15克、透骨草10克。

方法 将药物装在纱布袋内缝好或扎好，放在砂锅或搪瓷盆内，加水煮开以后再继续煮10～30分钟。然后将药袋取出，把药汤倒入木盆中，再于盆上放置带孔横木架，将头放在横木架上熏蒸。待药汤不烫人时，再用消毒纱布或干净白巾，蘸药汤敷头痛处。熏蒸及热敷各5分钟左右。

方法2

处方 晚蚕沙30克、川芎15克、僵蚕20～30只、白芷15克。

方法 将药物混合加入锅内，加水5碗、待用文火煎至3碗左右时，遂用牛皮纸或其他厚纸封锅口，并在其正中剪一小孔，嘱患者将疼痛部位对准纸孔近行熏蒸。如果整个头部疼痛，锅口就不要盖纸，这时只需两目紧闭（也可以毛巾包遮眼部），然后罩盖两条大毛巾，让热气连续熏蒸便可。每次熏蒸10分钟左右。熏后迅速用毛巾擦拭患部，注意避风，每日1次。即使治愈后，也应再治疗7～10天以巩固治疗效果。

⑩ 足部推拿疗法

取穴 头、肾、心、脾。（图3-266、图3-267）

方法 一手握住脚，用另一手拇指点揉上述各穴，每穴2～3分钟。

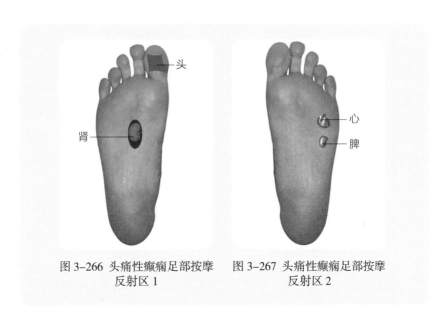

图 3-266 头痛性癫痫足部按摩
反射区 1   图 3-267 头痛性癫痫足部按摩
反射区 2

Chapter

{ 4 }

第四章

常见头痛辨证治疗
的10分钟缓解术

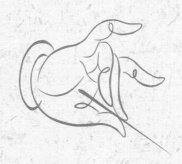

第一节 风寒头痛的10分钟缓解术

（一）临床表现

全头痛连及项背，遇风寒后头痛加重。伴恶风畏寒，浑身关节疼痛不舒，口不渴。苔薄白，脉浮。

（二）10分钟缓解术

1 推拿疗法

方法**1**

①用一指禅推法沿项部督脉及两侧膀胱经上下往返治疗2~3分钟，然后按揉风池、风府、天柱等穴各0.5~1分钟。（图4-1、图4-2）

②用擦法在肩部治疗，配合按揉肺俞、风门，直接背部两侧膀胱经，以透热为度。（图4-3、图4-4）

③用一指禅推法从印堂开始，斜向上经阳白推至头维、太阳，再从印堂沿攒竹、鱼腰推至太阳各往返3~4遍，配合按压诸穴。然后用抹法自印堂向上循发际至太阳往返4次。最后用五指拿法从头顶拿至风池，改用三指拿法，沿膀胱经拿至大椎两侧，往返4~5次。（图4-5）

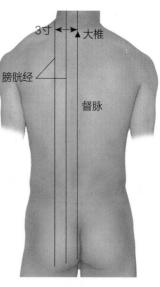

图4-1 督脉、膀胱经

④双手提拿肩井穴及周围大筋，反复5～10次。（图4-6）

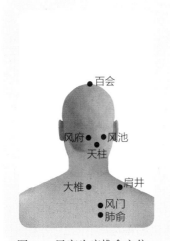

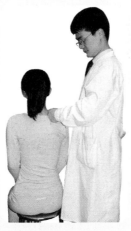

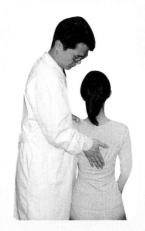

图4-2 风寒头痛推拿穴位1　　图4-3 风寒头痛擦肩部　　图4-4 风寒头痛擦膀胱经法

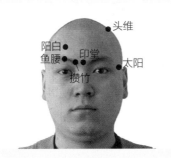

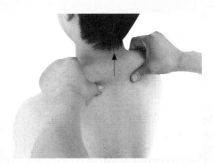

图4-5 风寒头痛推拿穴位2　　　　图4-6 风寒头痛提拿肩井

方法②

①捏拿脊柱两侧，按揉肩臂筋3遍。

②用两手大拇指螺纹贴按印堂穴，并用劲沿眉弓上线，分别向外分抹至太阳穴。前额部上、中、下3条横线，每线分抹7～8次。（图4-7、图4-8）

③用大拇指螺纹着力，从攒竹穴开始，沿鱼腰穴，向外揉至太阳穴。反

复2～3次。（图4-9～图4-11）

④两手五指屈曲，以手指端着力，在发际中行快速而有节律的梳抓，并按压或轻掐头顶。连续施术3～4遍。（图4-12）

⑤用两手大拇指螺纹着力，从睛明穴开始，经外眼角、耳前到双侧风池穴，反复10～15次，至风池穴有酸胀感并向前放射为止。

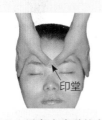
图4-7 风寒头痛贴按印堂

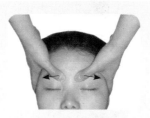
图4-8 风寒头痛分推眉弓

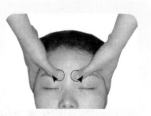
图4-9 风寒头痛按揉攒竹

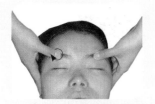
图4-10 风寒头痛按揉鱼腰

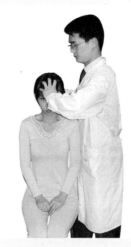
图4-12 风寒头痛五指梳抓

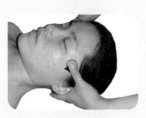
图4-11 风寒头痛按揉太阳

方法 3

①取坐位，双手食指屈成弓形，第2指节侧而紧贴印堂，由眉间向前额两侧抹，每分钟40次左右，局部有热感为宜。（图4-13）

②用双手食指分按在攒竹穴上，有节律地揉按1分钟，要求揉按处有一定的酸胀感。（图4-14）

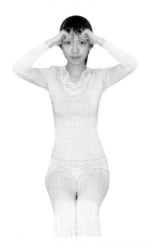 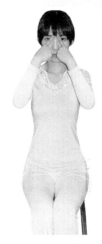

图 4-13　风寒头痛食指抹前额　　　　　　图 4-14　风寒头痛按攒竹

③双手拇指按在印堂穴上，交替进行有节律的揉按，自感局部酸胀为度。

④用双手拇指按揉风池穴，感到有酸胀感后双手拇指向上方用力点按，并有节律地颤动，以加强酸胀感，手法持续1分钟。（图4-15）

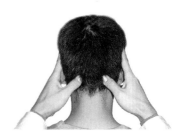

图 4-15　风寒头痛按风池

⑤用双手掌根大面积按在太阳穴上，做有节律的揉动，速度宜稍慢，每分钟50次左右。至局部胀感较甚为宜。（图4-16）

⑥端坐，眼睛睁开前视，牙齿咬紧，用手掌心在头顶囟门处做有节律的拍击动作，50次左右。

⑦双眼微闭，两掌紧贴于面部，做自上而下的摩擦运动速度适中，每分钟60次左右，自觉面部有发热血流贯通感。（图4-17）

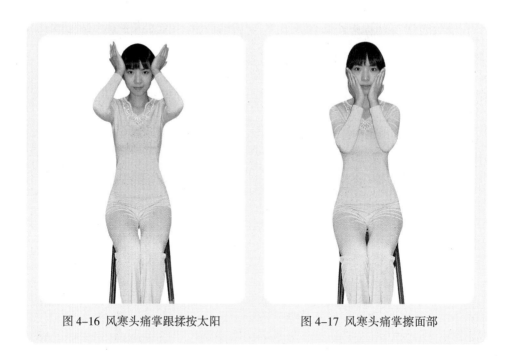

图 4-16 风寒头痛掌跟揉按太阳　　　图 4-17 风寒头痛掌擦面部

 针刺疗法

取穴　风池、百会、太阳、合谷、后溪、列缺。（图4-18、图4-19）

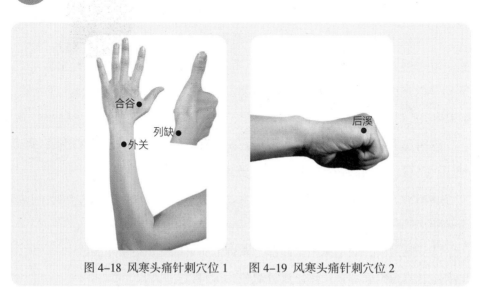

图 4-18 风寒头痛针刺穴位 1　　图 4-19 风寒头痛针刺穴位 2

进针后强刺激提插捻转，留针10分钟。加用灸法效果更佳。

3 耳穴贴压法

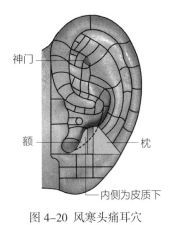

神门

额

枕

内侧为皮质下

图 4-20 风寒头痛耳穴

 枕、额、皮质下、神门。（图4-20）

耳郭常规消毒后，将王不留行籽贴附于小方块胶布中央，然后贴压于上述耳穴；每天自行按压5次，每次10分钟，3天后重新更换。

4 拔罐疗法

 风池、风门、外关、太阳。

患者坐位，取口径1.5厘米陶罐，用闪火法在双侧风池、风门、外关、太阳穴拔罐10分钟。每天1次。

5 气功疗法

① 右侧卧床，屈膝。多次吸气以达到实在不能吸为止，稍闭气，然后用口细细缓慢将气呼出，意想出汗，稍息后再"闭气"，直到身上感到稍有汗出。然后左侧卧床，屈膝，做法同前，可收到发汗效果。

② 自然放松仰卧床上（枕头不宜过高），双腿微叉开，舌抵上腭，微闭双目，排除杂念，以意领气从百会穴下达丹田并意守着丹田，呼吸轻松自然深长。5分钟后，意守由丹田转到阿是穴（头痛处），同时一手指点按在病痛处，意想手指一股真气使痛处消失，练5分钟左右、收功。

上述两种功法早练一种，晚练一种，交替进行，每次约10分钟。

6 敷药疗法

方法 1

处方 胡椒15克，丁香9克，葱白适量。

方法 前2味研末，入葱白捣如膏状，取适量敷于大椎穴，胶布固定；另取药膏涂于双劳宫穴，合掌放于两大腿内侧，夹定，屈膝侧卧，盖被取汗，早晚各1次，每次10～45分钟。

方法 2

处方 胡椒、艾叶各等份。

方法 将以上药物研为细末，用鸡蛋清调成糊状，敷贴于百会穴。

方法 3

处方 川芎9克、南星3克、葱白适量。

方法 三药共捣贴太阳穴处，小儿贴囟门。或加辰砂0.5克，酒5毫升，调和外贴。

方法 4

处方 栀子10克、草乌4克（研）、葱汁一汤匙。

方法 调匀，贴两太阳穴。贴10～30分钟取下，每天2次。

方法❺

处方 生姜、雄黄少许。

方法 先将生姜切成片。把雄黄细末洒在姜片上，两片合住，外裹纸蘸湿，放在灶中加热，拿出去纸，分贴两太阳穴。

方法❻

处方 白芷10克、细辛3克，加米粉6克。

方法 炒热作饼，趁热贴患处，用纱布包扎，一日3次。

方法❼

处方 芥子末30克。

方法 上药和泥，摊布上贴患处。由于本方有刺激皮肤发泡作用，所以用时每次贴10分钟左右，面积也不宜过大。

❼ 涂搽疗法

处方 生姜1块。

方法 将生姜切片煨热，轻轻涂擦前额及太阳穴处。姜片冷后再换，每次10分钟，每日2～3次。

8 药浴疗法

① 生姜50克。

将生姜切片，放入盆中，加热水1000毫升浸泡，5分钟后再擦洗前额及太阳穴5分钟。每日2次，3～5日为1疗程。

② 晚蚕沙30克，川芎15克，僵蚕20～30只，白芷15克。

将药物混合加入锅内，加水5碗，待用文火煎至3碗左右时，用牛皮纸或其他厚纸封锅口，并在其正中剪一小孔，嘱患者将疼痛部位对准纸孔进行熏蒸。如果整个头痛，锅口不要盖纸，只需紧闭双眼，然后罩盖两条大毛巾，让热气连续熏蒸便可。每次10分钟，每日1～2次。熏后速用毛巾擦拭患部，注意避风。

③ 大蒜1头、川芎10克、藁本10克、千里光10克、全当归10克、赤芍12克、防风10克。

将上药煎10～15分钟后，将煎好的汤药趁热倒入盆内，用清洁的纱布7～8层蘸药汤趁热摊敷患处，另用一块纱布不断地蘸药汤淋渍，使摊敷在患处的纱布块保持一定的湿热度。每次10～20分钟，每日2次。

9 刮痧疗法

用铜板或瓷质汤匙蘸热茶油，在前额、颈后正中凹陷处、脊柱两侧，由上向下刮，刮至皮肤出现紫红色为止。每次约10分钟，每日或隔日1次。

10 塞鼻法

① 鹅不食草适量。

将上药研细粉后塞鼻，每日1次。

② 花椒1克、硫黄3克。

将上药研为细末，用棉花包好塞鼻。

③ 大黄6克、细辛6克。

将上药研细末，左痛塞左鼻孔，右痛塞右鼻孔。

④ 白芷3克，藁本3克，细辛0.5克，辛夷3克。

将上药研细末，塞鼻。

⑪ 饮食疗法

① 荆芥粟子粥：荆芥穗30克、薄荷叶30克、豆豉适量，白粟米适量，水4升。制作时先煮前三味至水余3升，去渣取汁，入米煮成粥，每日空腹食1～2小碗即可。

② 生姜粳米粥：取生姜15克，粳米适量，水3大碗，先煎生姜至2碗，去渣入米，煮粥食，日1～2次，每次1～2小碗。

③ 川芎白芷炖鱼头：川芎3～9克、白芷6～9克，草鱼头1个，加适量水和生姜同炖至熟，吃鱼喝汤。

④ 姜汁牛奶汁：取鲜牛奶半斤、生姜汁1汤匙，白糖少许，砂锅煮沸，1次服用。

⑤ 姜糖苏叶饮：生姜切细丝，苏叶洗净，每次各用3克，放碗内开水冲泡10分钟，代茶饮，连服2～3次。

⑥ 葱豉酒：葱根、豆豉适量浸酒煮饭。日2次，每次30毫升。

⑦ 牛蒡酒：牛蒡根切片，浸酒。日2次，每次服30毫升。

第二节　风热头痛的 10 分钟缓解术

（一）临床表现

头痛而胀，甚则头痛如裂，痛多偏于一侧，或左右交替出现。伴发热恶风，面红耳赤，口渴欲饮，便秘溲黄。舌苔黄，脉浮数。

（二）10分钟缓解术

1 推拿疗法

方法**1**

①按揉大椎、肺俞、风门各0.5～1分钟，拿曲池、合谷各1分钟，以酸胀为度。拍击背部两侧膀胱经，以皮肤微红为度。（图4-21～图4-24）

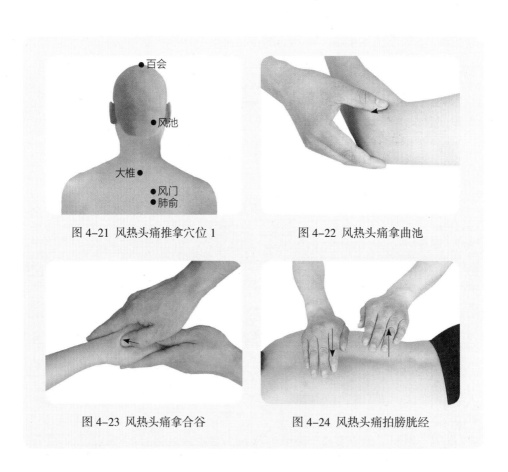

图4-21 风热头痛推拿穴位1   图4-22 风热头痛拿曲池

图4-23 风热头痛拿合谷   图4-24 风热头痛拍膀胱经

②用一指禅推法从印堂开始，斜向上经阳白推至头维、太阳，再从印堂沿攒竹、鱼腰推至太阳各往返3～4遍，配合按压诸穴。然后用抹法自印堂向上循发际至太阳穴往返4次。最后用五指拿法从头顶拿至风池，改用三指拿法，沿膀胱经拿至大椎两侧，往返4～5次。（图4-25）

③双手提拿肩井及周围大筋，反复5～10次。（图4-26）

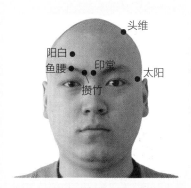

图4-25　风热头痛推拿穴位2

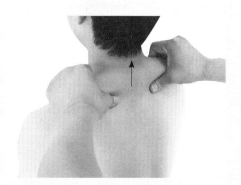

图4-26　风热头痛提拿肩井

方法 ②

①用拇指指腹抵住头痛侧太阳穴，用力按揉，以局部酸胀感为宜（两侧痛者双侧同时进行），约2分钟。（图4-27）

②微屈手指，用四指端由病侧的头维穴开始，到风池穴止，用力划侧头，以侧头有热感为宜，约1～2分钟。

③用双手或单手的拇指、食指捏紧头痛部位头皮，提起、放松，反复操作10～20次。

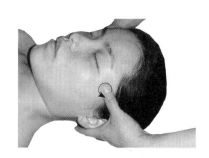

图4-27　风热头痛按揉太阳

④双手食指分别抵住双侧头维穴，在0.5厘米的距离内进行搓揉，以局部有热感为宜。约1～2分钟。

⑤五指张开呈梳状，由前额部至项部，用力拿数次。（图4-28）

⑥双手拇指指端分别抵住双侧风池穴，用力进行按揉1～2分钟，以痛胀感传至头部为宜。（图4-29）

⑦用双手拇指关节突，沿背部膀胱经线自上而下按揉数遍。

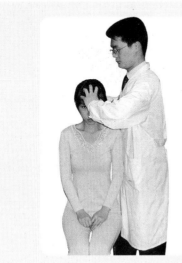
图 4-28 风热头痛五指梳抓

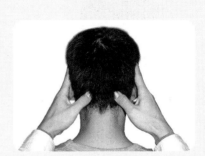
图 4-29 风热头痛按揉风池

2 针刺疗法

 风池、大椎、百会、太阳、曲池、合谷、列缺。（图4-30）

 常规进针后，强刺激提插捻转，留针10分钟。

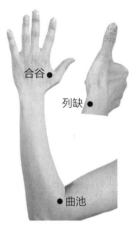
图 4-30 风热头痛针刺穴位

❸ 耳穴贴压法

取穴　枕、额、皮质下、神门。（图4-31）

方法　耳郭常规消毒后，将王不留行籽贴附于小方块胶布中央，再贴按于耳穴上。每日自行按压3～5次，每次10分钟，3日后重新更换。

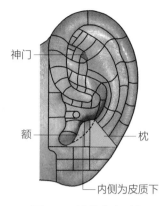

图 4-31　风热头痛耳穴

❹ 拔罐疗法

取穴　大椎、风池、尺泽、太阳。（图4-32）

方法　患者坐位，先用三棱针点刺大椎、风池、尺泽、太阳穴，然后取口径1.5厘米的玻璃罐，用闪火法拔所点刺穴位5～10分钟。每日1次。

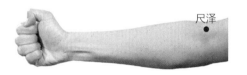

图 4-32　尺泽

❺ 气功疗法

自然放松仰卧于床上（枕头不宜过高），双腿微叉开。舌抵上腭，微闭双目，排除杂念，以意领气从百合穴下达丹田并意守着丹田呼吸轻松自然深长。5分钟后，意守由丹田转到阿是穴（病痛处），同时一手指点按在病痛处，意想手指一股真气使痛处消失，练5分钟左右，收功。每日1～2次。

6 敷药疗法

方法 1

处方 白砒、藤黄、斑蝥、红娘子各等份。

方法 上药研末，加水为丸，如梧桐子大，将1丸放膏药中间，另用一张膏药将药丸合入粘住，用针刺数孔放太阳、列缺穴上，胶布固定，每日1次，5次为1疗程。

方法 2

处方 蚕沙15克、生石膏30克、醋适量。

方法 上药共为细末，用醋调为糊状，敷于前额10分钟，每日2～3欢。

方法 3

处方 羌活45克、独活45克、赤芍30克、白芷20克、石菖蒲18克、葱头5茎。

方法 诸药混合粉碎过筛后，以葱头加水煎浓汁，入药末调和成膏。取药膏贴在太阳、风池、风府穴上，胶布固定。每日1次。

方法 4

处方 生石膏60克，白芷、薄荷、栀子仁各10克，

方法 将以上药物共研为细末，用浓茶汁调敷前额，每日数次，每次10分钟。

方法⑤

处方 生乌头、生南星、生白附子各等份。

将上药混合共为细末，每用50克，以葱白连须7茎、生姜15克，切碎捣如泥，入药末和匀，用软布包好蒸热，包在痛处，其效甚速。

⑦ 药浴疗法

① 川芎40克、白芷10克、菊花15克、白芥子10克、细辛3克、石膏50克、全蝎10克。

上药煎汤后熏洗双手，每次10～20分钟，每日2～3次。

② 晚蚕沙30克、川芎15克、白芷15克、僵蚕20～30只。

将上药共入砂锅内，加水5碗，煎至3碗，用厚纸将炒锅口糊封，视疼痛部位大小，在盖纸中心开一孔，令患者痛位对准纸孔，满头痛者，头部对准砂锅口（两目紧闭），上面覆盖一块大方手巾罩住头部，以热药气熏蒸。每日1剂，每剂2次，每次熏10分钟。

第三节 暑湿头痛的 10 分钟缓解术

（一）临床表现

头痛如裹，遇阴雨天加重。痛多位于前额，或见于全头。伴肢体困重，纳呆胸闷，小便不利，大便溏稀，舌苔白腻，脉濡。

（二）10分钟缓解术

1 推拿疗法

① 用一指禅法沿项部督脉及膀胱经上下往返治疗2～3分钟。（图4-33）

② 按揉风池、大椎、曲池各0.5～1分钟，拿合谷1分钟。（图4-34～图4-36）

③ 推印堂及项部，以皮肤透红为度，约1～2分钟。（图4-37）

④ 拍击背部膀胱经，以皮肤微红为度，约1分钟。（图4-38）

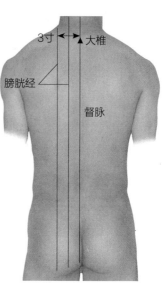

图 4-33 督脉、膀胱经

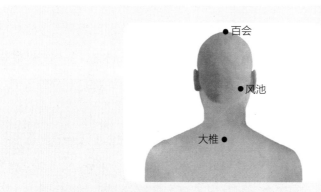

图 4-34 暑湿头痛推拿穴位

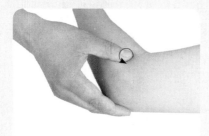

图 4-35 暑湿头痛按揉曲池

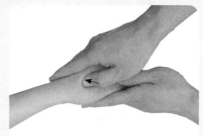

图 4-36 暑湿头痛拿合谷

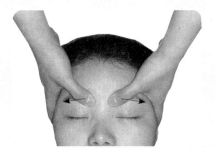

图 4-37 暑湿头痛推印堂

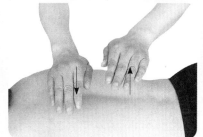

图 4-38 暑湿头痛拍膀胱经

② 针刺疗法

 风池、百会、太阳、头维、阴陵泉、丰隆、合谷。(图4-39～图4-42)

方法 常规进针后，强刺激捻转，然后留针10分钟。

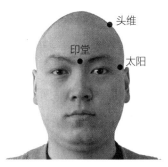

图 4-39 暑湿头痛针刺穴位 1

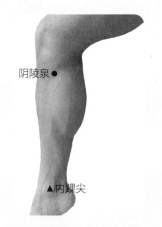

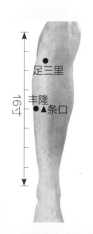

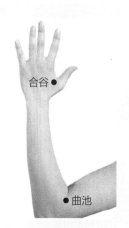

图 4-40 暑湿头痛针刺穴位 2　图 4-41 暑湿头痛针刺穴位 3　图 4-42 暑湿头痛针刺穴位 4

③ 耳穴贴压法

取穴 枕、额、皮质下、神门。（图4-31）

方法 耳郭常规消毒后，将王不留行籽贴附于小方块胶布中央，再贴压于上述耳穴上。每日自然按压3~5次，每次10分钟，3天后重新更换。

④ 拔罐疗法

取穴 大椎、曲池、委中、阴陵泉、足三里。（图4-43）

方法 患者俯卧，先用三棱针点刺大椎穴、委中穴，然后取口径1.5厘米玻璃罐，用闪火法拔所点刺部位5分钟。再令患者仰卧，同前法在曲池、阴陵泉和足三里穴拔罐5分钟。每日1次。

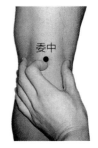

图4-43 委中

⑤ 气功疗法

自然放松仰卧于床上（枕头不宜过高），双腿微叉开，舌抵上腭，微闭双目，排除杂念，以意领气从百会穴下达丹田，并意守着丹田，呼吸轻松自然深长。5分钟后，意守由丹田转到阿是穴（病痛处）。同时，一手指点按在病痛处，意想手指一股真气使痛处消失，练5分钟左右收功。每日1~2次。

⑥ 敷药疗法

方法❶

用缸砂（未漂的人中白）二匙，尿浸生石膏粉30克，共拌匀，摊于长纱布上包头（自前额至脑后），使药从纱布孔隙与皮肤接触，再用绷带固定。每日1次。

 方法 **2**

 处方 苍术15克，荷叶10克，生米仁30克。

将上药共研细粉，加入白面粉若干，敷于患处。

方法 **3**

处方 佩兰叶10克，细辛1克。

上药研成细末，加米粉15克，炒热做饼，敷患处。

 7 饮食疗法

① 荷叶粥：取鲜荷叶少许，粳米适量，水3碗，先煎鲜荷叶水至2碗，去渣加米，煮粥食用。日1～2次，每次1～2碗。

② 青蒿佩兰粥：青蒿15克，佩兰10克，粳米适量，加山药若干，水3碗，先煎山药至2碗，去渣入米，煮粥食用，日1～2次，每次1～2小碗。

③ 翠衣冬瓜汤：取西瓜皮半斤，冬瓜半斤，加盐、水适量，煮熟食用。

④ 冬瓜苡米汤：冬瓜半斤，薏苡仁30～60克，煎汤代茶。每日或隔日1次，加少许盐或糖调味服用。

⑤ 红糖绿豆沙：绿豆60克，加水煮成烂糜状，加适量红糖调味，即可服用。最好能经常服用。

第四节　肝阳头痛的10分钟缓解术

（一）临床表现

头痛眩晕，两侧痛重。伴急躁易怒，胁痛口苦，眠差梦多，舌红，脉弦有力。

（二）10分钟缓解术

1 推拿疗法

方法 1

①取坐位，先用拇指从头顶，后头沿督脉按揉，自上而下，反复5遍。（图4-44）

②用两手大拇指螺纹着力，从攒竹穴开始，沿眉中鱼腰穴，分别向外揉至太阳穴，反复2～3遍。（图4-45～图4-47）

③两手五指屈曲，以手指端着力，在发际中行快速而有节律的梳抓，并带压和轻掐头顶，反复3～4遍。（图4-48）

④以两手大拇指着力，从睛明穴开始，经上眼睑、外眼角向耳前的耳门、听宫、听会等穴反复施术10～15次后，点按双侧风池穴，使局部有酸胀感并向前放射。（图4-49～图4-51）

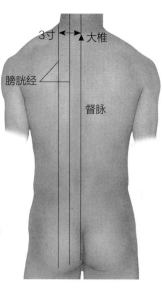

图 4-44 督脉、膀胱经

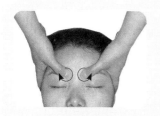
图 4-45 肝阳头痛按揉攒竹

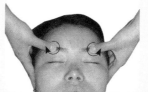
图 4-46 肝阳头痛按揉鱼腰

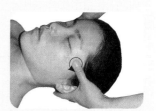
图 4-47 肝阳头痛按揉太阳

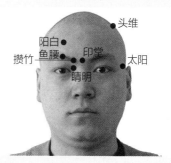
图 4-49 肝阳头痛推拿穴位 1

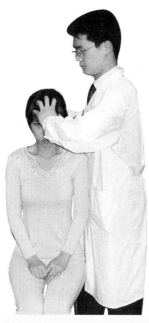
图 4-48 肝阳头痛五指梳抓

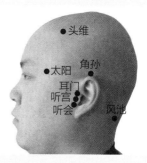
图 4-50 肝阳头痛推拿穴位 2

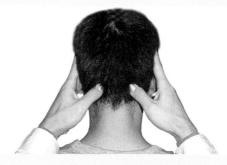
图 4-51 肝阳头痛按揉风池

223

方法 ②

①坐位，先推拿风池、风府、天柱等穴3分钟。（图4-52）

②用推法推印堂，再向上沿前发际至头维、太阳穴，反复3~4次。然后配合按印堂、鱼腰、太阳、百会等穴，并用摩法从印堂起向上循发际至太阳穴，往返3~4次。

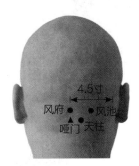

图4-52 肝阳头痛推拿穴位3

方法 ③

①用一指禅推法沿项部督脉及两侧膀胱经上下往返治疗3分钟。

②从头维向下推至听会穴，每侧各20次，可两侧同时进行，也可交替进行。

③以指代梳，在头侧胆经循行部自前上方向后下方梳按，两侧交替进行，各10次。

④按揉两侧角孙、太冲、行间穴各0.5分钟。（图4-53）

⑤按两侧涌泉穴1分钟。（图4-54）

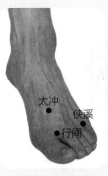

图4-53 肝阳头痛
推拿穴位4

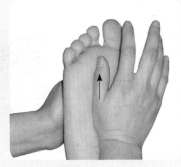

图4-54 肝阳头痛擦涌泉

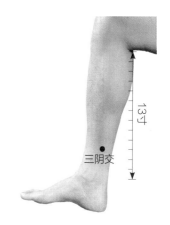

图 4-55　三阴交

2 针刺疗法

风池、太冲、侠溪、三阴交、太阳。（图4-53、图4-55）

侠溪：位于第4、5跖趾关节前凹陷处。（图4-53）

常规进针后，强刺激提插捻转，留针10分钟。每日1次。

3 耳穴贴压法

额、枕、皮质下、神门、肝、胆。（图4-56）

耳郭常规消毒后，将王不留行籽贴附于胶布中央，再贴压于上述耳穴上。每日自然按压3～5次，每次10分钟，3日后更换耳豆。

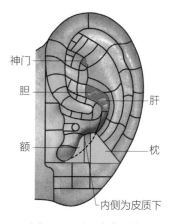

神门　胆　肝　额　枕　内侧为皮质下

图 4-56　肝阳头痛耳穴

4 拔罐疗法

第一组穴位：肝俞、足三里。第二组穴位：风池、胆俞、承山。（图4-57、图4-58）

第一天选第一组穴位。患者仰卧位，先用三棱针点刺双侧足三里3下，再取口径1.5厘米的玻璃罐，拔所点刺穴位5分钟；再俯卧，同前法在双侧肝俞穴拔5分钟。

第二天选第二组穴位。患者俯卧，先用三棱针点刺双侧风池、胆俞、承山、再用口径1.5厘米的玻璃罐拔5～10分钟。每天1次，每次1组，交替进行，10天为1疗程。

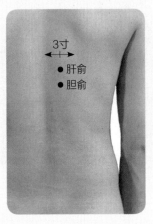 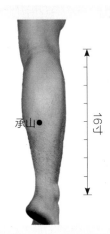

图 4-57 肝阳头痛拔罐穴位 1　　图 4-58 肝阳头痛拔罐穴位 2

⑤ 气功疗法

① 早上做放松功。将身体分成两侧、前面、后面三条线，有步骤、有节奏地依次放松。

第一条线（两侧）：头部两侧→颈部两侧→肩部→小臂→肘关节→前臂→腕关节→两手→十指。

第二条线（前面）：面部→颈部→胸部→腹部→两大腿→膝关节→两小腿→两脚→十脚趾。

第三条线（后面）：后脑部→后项部→背部→腰部→两大腿后面→两膝窝→两小腿后面→两脚→两脚底。

练功者取站式或坐式，身体及四肢安放舒适自如，双目微闭，心神安宁，采取自然呼吸。先注意一个部位，默念"松"，使该部位放松，再注意下一个部位，默念"松"。依次放松第一、二、三线的各个部位。每放松完一条线，在该线的止息点轻轻意守1分钟。放完三条线，把注意集中在脐下3寸的丹田处，意守约2～3分钟。然后收功。收功时应缓慢从容，徐徐睁开眼，可配合摩面、搓手等辅助功。

（2）晚上做辨证功。即两臂缓缓抬起，两手做捧物状置于小腹前，默念"松""静"等词句，意守大敦穴（位于足踇趾末节外侧，距趾甲根角一分处），约10分钟后收功。

6 敷药疗法

方法❶

处方 大黄、朴硝各30克。

上药共研细末，用井水和药捏作饼，或调成糊，贴两太阳穴处。

方法❷

处方 蚕沙15克、石膏30克。

上药共研细末，醋调匀后敷前额。

方法❸

处方 鲜积雪草一把。

上药加盐捣后敷于痛处。

方法❹

处方 鲜车前草适量。

227

方法 该药加白糖30克捣烂，放锅内烘热，外敷痛处，冷后即换，每次约10～30分钟。

方法5

处方 鲜苎麻根、鲜美丽胡枝子各30克。

方法 将上药捣烂敷痛处。

方法6

处方 决明子60克。

方法 将上药研为末，茶水调敷两太阳穴，干则换。每次10～30分钟。

方法7

处方 去头足斑蝥1个、杏仁半个、宫粉如杏仁大、独头蒜如杏仁大。

方法 将以上药物共捣烂如泥，贴敷于太阳穴处，10分钟后去掉。贴后起泡或不起泡均无妨碍。

7 药浴疗法

① 吴茱萸50克、醋100毫升。

将吴茱萸煎汤取汁，放入盆中，再加醋100毫升，浸泡双足。每次10分钟，每日2次。

② 磁石、石决明、党参、黄芪、当归、桑枝、枳壳、蔓荆子、白蒺藜、

白芍、炒杜仲、牛膝各6克，独活18克。

将上药水煎取汁1500毫升，待水温40~50°时，浸泡双足5分钟。逐渐加水至踝关节以上，保持水温在40~50°，两脚不停地相互搓动。足浴时间为10~20分钟，每日一次。

③ 夏枯草30克、钩藤20克、桑叶15克、菊花20克。

将上药共煎水洗脚，每日1~2次，每次10分钟。

⑧ 涂搽疗法

① 天麻10克、蔓荆子10克、钩藤10克、冰片2克。

将以上药物入200毫升白酒中浸泡，两周后以药酒涂搽太阳穴、风池穴等处，每日2次。

② 冰片3克、白芷3克、天麻3克。

将以上药物共研为细末，用10克凡士林调和成膏，涂搽额部、太阳穴等处，每日3次。

⑨ 皮肤针疗法

取穴　太阳、印堂、阿是穴。

方法　持皮肤针靠手腕弹力进行叩刺，一般每点叩刺5~8下，以皮肤出血为度。每日叩刺1~2次。

⑩ 穴位注射疗法

取穴　太阳、印堂、风池。

方法　取0.25%~1%普鲁卡因溶液3毫升，每穴注入0.5毫升，每日1次。

第五节 痰浊头痛的10分钟缓解术

（一）临床表现

头痛昏蒙，有时如坐舟船样的头晕头重感，伴胸脘满闷，恶心纳呆，四肢倦怠，呕吐痰涎，舌苔白腻，脉滑。

（二）10分钟缓解术

1 推拿疗法

① 用一指禅法及摩法在腹部治疗，重点施于中脘、天枢穴，约3～4分钟。（图4-59～图4-63）

② 按揉脾俞、胃俞、大肠俞各0.5～1分钟。（图4-64）

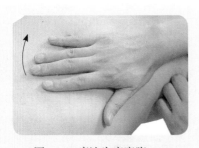

图4-59 痰浊头痛摩腹1

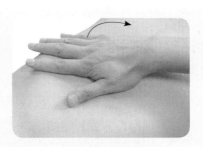

图4-60 痰浊头痛摩腹2

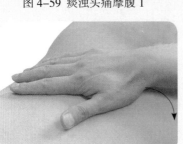

图4-61 痰浊头痛摩腹3

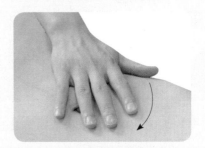

图4-62 痰浊头痛摩腹4

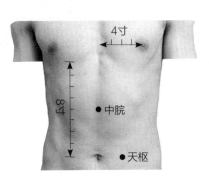
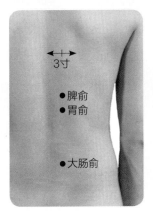

图 4-63 痰浊头痛推拿穴位 1　　　　图 4-64 痰浊头痛推拿穴位 2

③ 在左侧背部横擦，以透热为度，1分钟左右。（图4-65）

④ 按揉两侧足三里、丰隆、内关各0.5～1分钟。（图4-66、图4-67）

⑤ 用一指禅推法从印堂开始，斜向上经阳白推至头维、太阳，再从印堂沿攒竹、鱼腰推至太阳各往返3～4遍，配合按压诸穴。然后用抹法自印堂向上循发际至太阳穴往返4次。（图4-68）

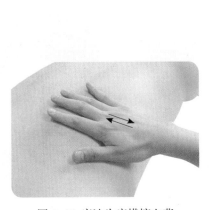
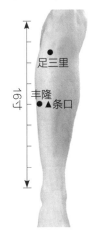

图 4-65 痰浊头痛横擦左背　　　　图 4-66 痰浊头痛推拿穴位 3

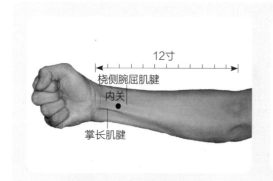

图 4-67 痰浊头痛推拿穴位 4

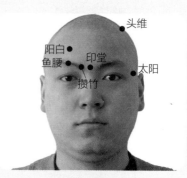

图 4-68 痰浊头痛推拿穴位 5

② 针刺疗法

取穴 头维、太阳、中脘、丰隆、合谷、足三里。（图4-69）

方法 常规进针后，除足三里穴中等强度刺激外，其他穴均强刺激提插捻转，留针10分钟。每日1次。

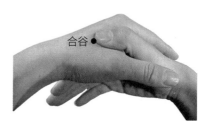

图 4-69 合谷

③ 耳穴贴压法

取穴 枕、额、脑点、皮质下、神门、脾。（图4-70）

方法 耳郭常规消毒后，将王不留行籽贴附于小方块胶布中央，再贴压于上述耳穴上。每天自行按压3～5次，每次10分钟，3天后重新更换。

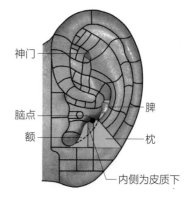

图 4-70 痰浊头痛耳穴

④ 拔罐疗法

取穴　太阳、脾俞、胃俞、足三里。

方法　患者仰卧位，先用三棱针在一侧太阳穴、足三里穴点刺3下，然后取口径1.5厘米的玻璃罐，用闪火法拔在所点刺穴位上5分钟。再让患者俯卧位，先用三棱针在同一侧脾俞、胃俞穴各点刺3下，然后同前法分别拔罐5分钟。第二天，用同样方法拔另一侧穴位。每天1次，两侧穴位交替进行。

⑤ 气功疗法

两腿开立同肩宽，两臂自然下垂，全身放松入静。鼻吸口呼，吸气时轻、缓、匀、深，由快渐慢；呼气由慢到快。用意念自上而下沿人体前正中线推气下行。降气过程宜缓慢，尤其是降至胃脘时，用意要稍重一些，降气与呼吸配合，一般意念降气一次，呼吸以8~10次为宜。身体情况尚佳者还可配合上肢活动：两臂环提胸前，掌心向下，与咽喉同高，随降气意念两臂自然下落。如此反复进行。练功时间以清晨为宜，每日1次，每次练功5~10分钟。

⑥ 敷药疗法

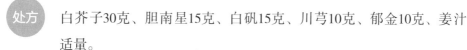

处方　白芥子30克、胆南星15克、白矾15克、川芎10克、郁金10克、姜汁适量。

方法　将前五味药研末，用生姜汁调和如膏状贴在脐孔上，外以纱布覆盖，胶布固定，每日1次。

方法②

处方 白芥子30克，白酒适量。

方法 将白芥子研为细末，取药末3克调白酒适量做成药饼2～3个，分别贴敷于百会、内关、丰隆穴。敷药后以纱布覆盖，胶布固定。每次10～30分钟，每日1～2次。

方法③

处方 全蝎21个、蜈蚣6条、土狗（蝼蛄）3个、五倍子15克、生南星30克、生半夏30克、白附子30克、木香9克。

方法 上药共研细末，加1/2的面粉，用酒调成饼，摊贴太阳穴，用纱布包裹固定，每日1次。

方法④

处方 生乌头（草乌、川乌均可）、生南星、生白附子各等分

方法 上药共为细末，每用32克，加葱白连须7颗，生姜15克，切碎捣如泥，入药末和匀，用纱布包好蒸热，敷在痛处。

⑦ 药浴疗法

① 芦根300克。

将上药装纱布包内，放入热水浴池内，10分钟后患者进入药池内浸泡10～20分钟，每日1次。

② 川芎15克、晚蚕沙30克、香白芷15克、僵蚕20～30只。

将上药共入砂锅内，加水5碗，煎至3碗，用厚纸将砂锅口糊封，并视疼痛部位大小，盖纸中心开一孔，令患者痛位对准纸孔，满头痛者，头部对准砂锅口（两目紧闭），上面覆盖一块大方手巾罩住头部，以热药气熏蒸，每日1剂，每剂2次，每次10分钟。

第六节　血虚头痛的 10 分钟缓解术

（一）临床表现

头痛绵绵，自觉从颈后向脑上冲痛，夜间为甚，遇劳则加重。伴神疲乏力，心悸怔忡，食欲不振，面色不华，舌淡苔白，脉细无力。

（二）10分钟缓解术

1 推拿疗法

方法 1

①以中脘、气海、关元为重点，摩腹3分钟。（图4-71～图4-75）

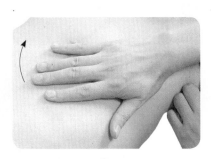 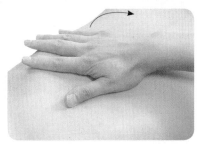

图 4-71 血虚头痛摩腹 1　　　　图 4-72 血虚头痛摩腹 2

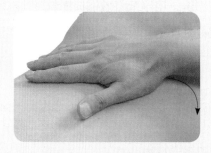 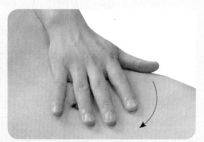

图 4-73 血虚头痛摩腹 3　　　　　图 4-74 血虚头痛摩腹 4

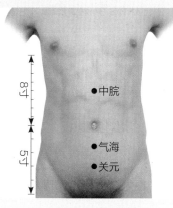

●中脘

●气海
●关元

8寸

5寸

图 4-75 血虚头痛推拿穴位 1

②横擦左侧背部和直擦背部督脉约2分钟，以热为度。（图4-76～图4-78）

③按揉两侧心俞、膈俞、足三里、三阴交各0.5～1分钟。（图4-79、图4-80）

④用一指禅推法从印堂，斜向上经阳白推至头维、太阳，再从印堂沿攒竹、鱼腰推至太阳各往返3～4遍，配合按压诸穴。（图4-81）

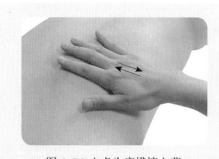 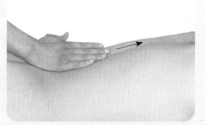

图 4-76 血虚头痛横擦左背　　　　图 4-77 血虚头痛直擦督脉 1

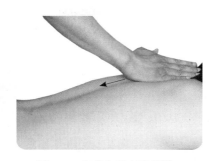

图 4-78 血虚头痛直擦督脉 2

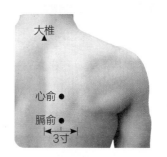

图 4-79 血虚头痛推拿穴位 2

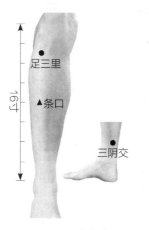

图 4-80 血虚头痛推拿穴位 3

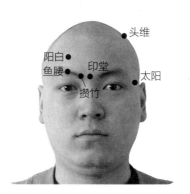

图 4-81 血虚头痛推拿穴位 4

⑤用抹法自印堂向上循发际至太阳穴往返4次。

方法②

①直擦背部督脉及膀胱经约3分钟，以热为度。

②点按中脘、气海、足三里、三阴交各0.5～1分钟。

③揉按攒竹、印堂各1分钟。

④用双手拇指点颤风池穴，即双手拇指找准穴位按揉，感到有酸胀感后双手拇指向上方用力点按，并有节律地颤动，以加强酸胀感，手法持续1分钟。（图4-82）

⑤用双手掌很大面积按在穴位上，做有节律的揉动，速度宜稍慢，每分钟50次左右，至局部酸胀感较甚为宜。

⑥端坐，眼睛睁开前视，牙齿咬紧，用手掌心在头顶囟门处做有节律的拍击动作，50次左右。

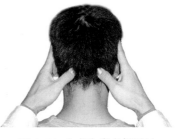

图4-82 血虚头痛点揉风池

⑦双眼微闭，两掌紧贴于面部，做自上而下的摩擦运动，速度适中，每分钟60次左右，自觉面部有发热血流贯通感为宜。（图4-83）

2 针刺疗法

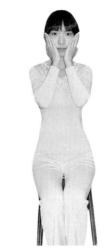

取穴 百会、心俞、脾俞、足三里、三阴交。（图4-84、图4-85）

方法 常规进针后，弱刺激。得气后留针10分钟。并可温针灸足三里穴各2壮。

图4-83 血虚头痛掌擦面部

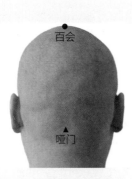

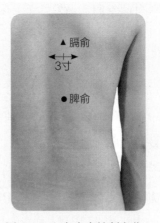

图4-84 血虚头痛针刺穴位1　　图4-85 血虚头痛针刺穴位2

3 耳穴贴压法

取穴 脾、胃、枕、额、皮质下、神门。（图4-86）

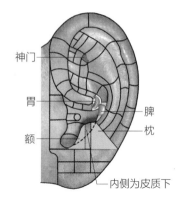
神门
胃
额
脾
枕
内侧为皮质下

图 4-86 血虚头痛耳穴

耳郭常规消毒后，将王不留行籽贴附于小方块胶布中央，再贴压于上述耳穴上。每天自行按压3～5次，每次10分钟，3日后更换耳豆。

4 拔罐疗法

取穴 太阳、脾俞、膈俞、血海、三阴交。（图4-87）

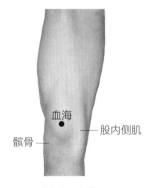
血海
髌骨
股内侧肌

图 4-87 血海

患者先仰卧，取口径1.5厘米的玻璃罐用闪火法拔于太阳、三阴交穴上，再取直径3厘米的玻璃罐用闪火法拔于血海穴上，5分钟后起罐。再令患者俯卧位，取口径3厘米的玻璃罐用同样方法拔于脾俞、膈俞穴上，10分钟后起罐。每日1次。

5 气功疗法

自然放松仰卧于床上（枕头不宜过高），双腿微叉开，舌抵上腭，微闭双目，排除杂念，以意领气从百会穴下达丹田，并意守丹田，呼吸轻松自然深长。5分钟后，意守由丹田转到阿是穴（病痛处），同时一手指点按在病痛处，意想手指一股真气使病处消失，练5分钟左右，收功。

6 敷药疗法

方法 1

处方 当归12克、川芎6克、香附6克、食盐20克。

方法 上药共为粗末后炒热，外敷贴头痛处。

方法 2

处方 白芷10克、细辛3克。

方法 上药加米粉6克，炒熟做饼，趁热贴患处，用布扎，一日3次。

方法 3

处方 谷精草30克。

方法 上药研末，加白面粉15克，调匀摊在皮纸上，贴痛处。

方法 4

处方 鲜威灵仙根一把。

方法 上药洗净，抽去筋，打烂，以糖拌，敷患处。

方法 ⑤

处方 荞麦面250克，醋适量。

方法 将上两味混合捣烂作饼状，放铁锅内烧热，包在毛巾内，趁热包扎患处。

方法 ⑥

处方 蓖麻子、乳香各适量。

方法 先将蓖麻子去壳，乳香研细，再共捣为饼，贴太阳穴。

⑦ 饮食疗法

通常主食应以面、软饭为好。同时，要给以具有补益作用的食物，如大枣、花生、饴糖、榛子、栗子、莲子、怀山药、糊米等（补益脾胃）；龙眼肉、红枣、桑葚、荔枝肉、蘑菇等（补血）；猪肝、羊肝、鸡肝、鸭肝等（补肝）。同时，要吃一些新鲜的蔬菜和增加些易消化吸收的单糖和双糖类食物，如蜂蜜、白糖、果汁、水果羹等。对有刺激性的食品，如酒、茶、咖啡、可可，各种辛辣调味品和各种香精都以慎食为宜。

① 荔枝干大米粥：荔枝干10～15枚、去壳除核，大米适量，同煮粥服用。日1次。连续服用，可酌加怀山药、莲子若干，则效果更好。

② 白鸽红枣饭：肥大乳鸽1只洗净斩块，以黄酒、白糖、豉油、熟植物油调汁腌渍；红枣4枚洗净去核，冬菇3朵泡软切丝，与生姜2片同放入鸽肉碗中，拌匀。待米饭水将干时，将鸽肉、红枣等铺于饭面，盖严慢火焖至熟。宜晚餐用，不可吃得太饱。如加麻油、好酱油汁调味，则更香美可口。

（3）章鱼炖猪脚：章鱼（干品）125克、猪脚1～2只，加适量水煮稠汤，调味后饮汁吃肉，佐膳亦佳。

（4）枸杞南枣鸡蛋：取枸杞子15～30克、南枣10枚、鸡蛋2个。先将鸡蛋煮熟后剥去壳，再共煮片刻。吃蛋喝汤，每日或隔日一服。

（5）羊肉萝卜汤：羊肉半斤、草果5个、豌豆半升捣碎去皮，萝卜2个切块，共煮汤食用。

（6）桑葚酒：取桑葚125克捣汁，加入酒中，每日服2～3次，每次20毫升。

第七节　肾亏头痛的10分钟缓解术

（一）临床表现

头痛且空，兼眩晕。伴腰膝酸软，遗精带下，耳鸣目眩，舌红少苔，脉细无力。

（二）10分钟缓解术

1 推拿疗法

（1）摩腹3分钟，以气海、关元为重点。（图4-88～图4-92）

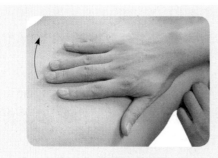
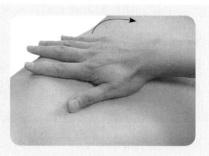

图4-88 肾亏头痛摩腹1　　　　图4-89 肾亏头痛摩腹2

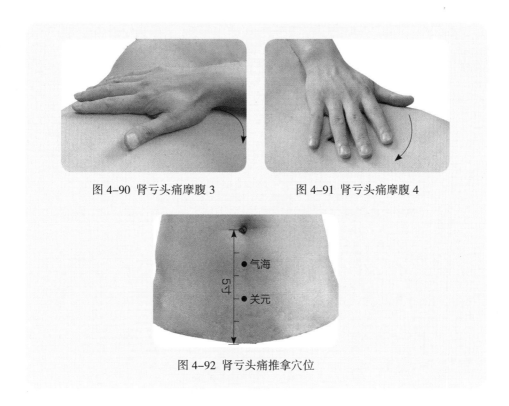

图 4-90 肾亏头痛摩腹 3　　　　　图 4-91 肾亏头痛摩腹 4

图 4-92 肾亏头痛推拿穴位

②　直擦背部督脉，横擦腰部肾俞、命门及腰骶部，均以透热为度，约3分钟。（图4-93～图4-96）

③　用一指禅推法从印堂开始，斜向上经阳白推至头维、太阳，再从印堂沿攒竹、鱼腰推至太阳各往返3～4遍，配合按压诸穴。（图4-97）

④　用抹法自印堂向上循发际至太阳穴往返4次。

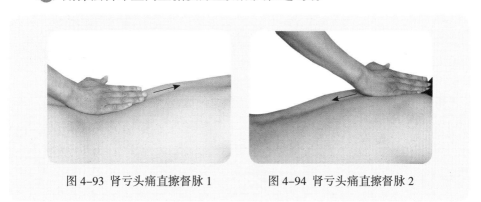

图 4-93 肾亏头痛直擦督脉 1　　　　　图 4-94 肾亏头痛直擦督脉 2

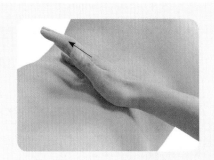 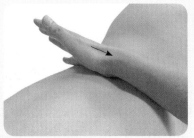

图 4-95 肾亏头痛横擦腰骶 1　　　图 4-96 肾亏头痛横擦腰骶 2

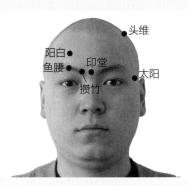

图 4-97 肾亏头痛推拿穴位 2

② 针刺疗法

取穴　百会、脑空、肾俞、悬钟、太溪。（图4-98～图4-100）

脑空：枕外隆凸上缘（脑户穴）旁开2.25寸。

方法　常规进针后，重插轻提，小幅度、慢频率操作，留针10分钟，迅速出针。

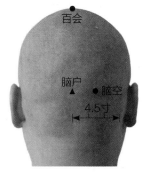

图 4-98 肾亏头痛针刺穴位 1

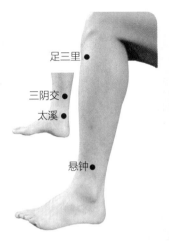

图 4-99 肾亏头痛针刺穴位 2

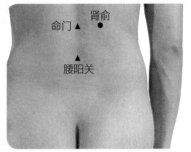

图 4-100 肾亏头痛针刺穴位 3

③ 耳穴贴压法

 枕、额、皮质下、神门、肾。（图4-101）

耳郭常规消毒后，将王不留行籽贴附于小方块胶布中央，再贴压于上述耳穴上。每日自行按压3~5次，每次10分钟，3天后更换耳豆。

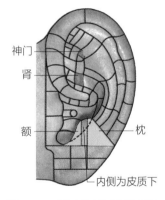

图 4-101 肾亏头痛耳穴贴压法

④ 拔罐疗法

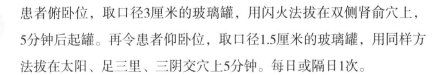 太阳、肾俞、足三里、三阴交。

患者俯卧位，取口径3厘米的玻璃罐，用闪火法拔在双侧肾俞穴上，5分钟后起罐。再令患者仰卧位，取口径1.5厘米的玻璃罐，用同样方法拔在太阳、足三里、三阴交穴上5分钟。每日或隔日1次。

⑤ 气功疗法

① **练功姿势**：仰卧床上，枕略高，两腿伸直，两脚跟间相距0.3米左右，两手靠近两胯，置于其旁。姿势须自然舒适，两目内视（要求对外界视而不见），闭口，舌抵上腭，舌尖在门齿牙根处。

② **练功方法**：静卧床上，摒除杂念。呼气一口，将肛门一缩一提，同时小腹内收后贴。叹气时，用意将气由尾闾沿脊椎向上直达脑后玉枕，这时用眼往上一瞟，令气经头顶置于两眉中央印堂穴，少停片刻，随着呼气用意引气经口连同口内津液从咽喉直送丹田，此为一周。要求周而复始地连续反复练习。

③ **收功**：每次练毕，缓缓坐起，两手掌相搓，待手心发热后，以两手掌心搓面部数次，然后，两手交叉搓两足心，以足心发热为度。

④ **练功时间**：每日早晨及上午练习，每次10~30分钟，以不疲劳为度，每日练2~3次。

⑥ 敷药疗法

方法①

处方　吴茱萸子15克，生姜30克。

方法　将以上药物研细捣烂，炒热，摊于油纸上，喷一口白酒，敷于两足心涌泉穴。

方法②

处方　当归、白芍、川芎、生地、麦冬、知母、黄柏、栀子、炮姜、山茱萸、煅牡蛎各等份。

方法　将以上药物烘干，共研成细末，过筛，装瓶备用。临床治疗时，取药粉适量，用开水调成膏，纱布包裹，敷贴于脐上，以胶布固定，每日一次。

⑦ 药浴疗法

方法 1

处方　川芎15克，晚蚕沙30克，香白芷15克，僵蚕20～30只。

将上药共入砂锅内，加水5碗，煎至3碗，用厚纸将砂锅口糊封，并视疼痛部位大小，盖纸中心开一孔，令患者痛位对准纸孔，满头痛者，头部对准砂锅口（两目紧闭），上面覆盖一块大方巾罩住头部，以热药气熏蒸，每日1剂，每剂2次，每次熏10分钟。

方法 2

处方　磁石、石决明、党参、黄芪、当归、桑枝、枳壳、蔓荆子、白蒺藜、白芍、炒杜仲、牛膝各6克，独活18克。

将上药水煎取汁1500毫升，待水温40～50℃时，浸泡双足。浸泡5分钟后，逐渐加水至踝关节以上，保持水温40～50℃，两脚不停地相互搓动，约5分钟。每日1～2次。

⑧ 饮食疗法

通常主食应以面、软饭为好，同时要给以具有补益作用的食物，如：大枣、花生、饴糖、榛子、栗子、莲子、怀山药、糊米等（补益脾胃）；芡实、胡桃肉、韭菜子、胎盘、苦瓜子、海参、鱿鱼、虾、淡菜、覆盆子、雀、蛤士蟆等（补阳）；白木耳、百合、燕窝、鱼肚、鳖、龟、白蟹、黑鱼、银鱼等（补阴）。

另外，要吃一些新鲜的蔬菜及增加些易消化吸收的单糖和双糖类物质（如蜂蜜、果汁、水果羹等）。

① 山药羊肉粥：山药1斤煮熟研泥，羊肉1斤去脂膜，煮烂熟研泥。肉汤

内下米适量，共煮粥，空腹食之。

② 枸杞子炖羊脑：枸杞子30克、羊脑1具，加水适量，隔水炖熟，调味进食。

③ 北芪乌骨鸡：北芪30克，乌骨鸡1只去毛及肠杂，斩块，放入适量水，放砂锅隔水炖熟。调味服食。

④ 芡实煮老鸭：芡实80克纳于洗净的鸭腹中，放砂锅内加清水适量，文火煮2小时，至肉烂，加食盐调味服用。

⑤ 鳖甲地白鸽：鳖甲40克、白鸽1只。将鳖甲打碎放入白鸽腹内，砂锅加清水适量，粉面少许，隔水炖熟，调味服用。

⑥ 羊肉萝卜汤：羊肉半斤、草果5个、豌豆半升捣碎去皮，萝卜2个切块，共煮汤服用。

⑦ 桑葚酒：取桑葚125克捣汁，加入酒中，每日服2～3次，每次20毫升。

第八节　瘀血头痛的10分钟缓解术

（一）临床表现

头痛经久不愈，痛有定处，痛如锥刺；或头部有外伤史，舌质紫暗或有瘀斑、瘀点，脉细涩。

（二）10分钟缓解术

① 推拿疗法

① 取坐位，用拿法自前发际至枕后往返3～5次。随后拿风池、脑空各1分钟。（图4–102）

② 用拇指抹印堂，按睛明，抹迎香、承浆，每穴0.5分钟。（图4–103）

③ 用两手拇指偏峰推角孙穴。自耳前向耳后直推15次左右。再用双手掌进行，自耳前向耳后直推15次左右。

④ 用双手掌根对按枕后0.5～1分钟。

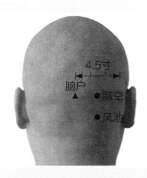

图 4-102 瘀血头痛推拿穴位 1

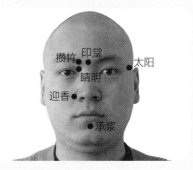

图 4-103 瘀血头痛推拿穴位 2

② 针刺疗法

 头部阿是穴、膈俞、合谷、三阴交。（图4-104～图4-109）

眉棱骨痛：加攒竹。

偏头痛：太阳透率谷。

后头痛：加天柱、玉枕。

头顶痛：加四神聪。

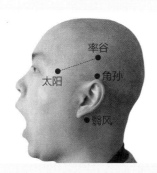

图 4-104 瘀血头痛针刺穴位 1

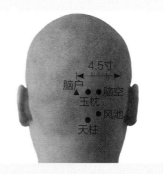

图 4-105 瘀血头痛针刺穴位 2

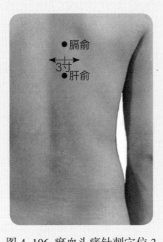

图 4-106 瘀血头痛针刺穴位 3

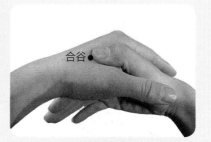

图 4-107 瘀血头痛针刺穴位 4

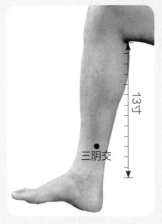

图 4-108 瘀血头痛针刺穴位 5

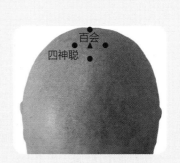

图 4-109 瘀血头痛针刺穴位 6

方法 穴位常规消毒后，针入上述各穴，中等强度提插捻转后，留针10分钟。

③ 耳穴贴压法

取穴 枕、额、皮质下、神门。（图4-110）

方法 耳郭常规消毒后，将王不留行籽贴附于小方块胶布中央，再贴压于上述耳穴上。每日自行按压3~5次，每次10分钟，3天后重新更换。

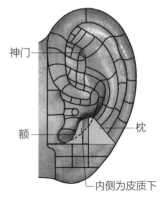

神门

额

枕

内侧为皮质下

图 4-110 瘀血头痛耳穴

④ 拔罐疗法

取穴 风池、太阳、膈俞、肝俞。

方法 患者坐位，先用三棱针点刺风池、太阳穴，再取口径1.5厘米的玻璃罐，用闪火法拔在所点刺穴位上5分钟。再令患者俯卧位，用三棱针点刺膈俞、肝俞穴后，用上述方法拔在所点刺穴位上，5分钟后起罐。

⑤ 气功疗法

自然放松，仰卧于床上（枕头不宜过高），双腿微叉开，舌抵上腭，微闭双目，排除杂念，以意领气从百会穴下达丹田，并意守着丹田，呼吸轻松自然深长，5分钟后意念由丹田转到阿是穴（病痛处），同时一手指点按在该处，意想手指一股真气使痛处消失，练5~10分钟，收功。

⑥ 敷药疗法

方法①

处方 蒲黄10克、五灵脂10克、乳香6克。

方法 上药捣细，加米粉作饼，敷患处。

方法 2

处方 当归12克、白芍6克、香附6克、食盐20克。

方法 上药共为粗末后炒热，外敷贴头痛处。每日2~3次，每次10分钟。

方法 3

处方 威灵仙20克、虎杖根30克、延胡索15克。

方法 上药煎汤，加入米粉和成饼，敷患处。

方法 4

处方 茅膏菜适量。

方法 将上药炒干研末备用。用时冲入冷开水润燥，捏成黄豆大一团，敷于痛处，外用胶布固定。每日1次，每次10~30分钟。

7 药浴疗法

方法 1

处方 白芷15克、当归15克、杭菊花15克、金银花15克、川芎10克、姜黄10克、苏木10克、元胡15克、透骨草10克。

方法 将药物装在纱布袋内缝好或扎好，放在砂锅或搪瓷盆内，加水煮开以后再继续煮10~30分钟。然后将药袋取出，把药汤倒入木盆中，再于盆上放置带孔横木架，将头放在横木架上熏蒸5分钟。待药汤不烫人时，再用消毒纱布或干净毛巾，蘸药汤敷患处5分钟。

方法②

处方 晚蚕沙30克，川芎15克，僵蚕20～30只，白芷15克。

方法 将药物混合加入锅内，加水5碗，待用文火煎至3碗左右时，遂用牛皮纸或其他厚纸封锅口，并在其正中剪一小孔，嘱患者将疼痛部位对准纸孔进行熏蒸。全头痛者，锅口不要盖纸，将头对着砂锅（两目紧闭），锅上罩盖两条大毛巾，让热气连续熏蒸10分钟。

8 皮肤针疗法

取穴 太阳、印堂、阿是穴。

方法 将针尖及皮肤消毒后，持针在上述各穴叩刺，一般每穴叩刺1～2分钟，叩刺出血后加拔罐效果更佳。

9 穴位注射疗法

取穴 合谷、翳风、风池。

方法 每次选1～2穴，穴位皮肤常规消毒后，吸取5%当归注射液（或5%川芎注射液）2～4毫升，每穴注入0.5～1毫升，每日或隔日1次。

Appendix

附录

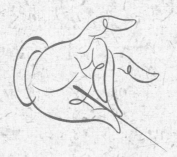

附录一 治疗头痛的常用穴位简表

经络	穴名	位置
手太阴肺经	列缺	腕上1.5寸，当桡骨茎突上方陷中（或两手虎口交叉，食指尖端处）
手阳明大肠经	合谷	手骨第1、2掌骨之间，约平第2掌骨中点
	二间	第2掌骨关节桡侧前方
	三间	第2掌骨关节桡侧后方
	阳溪	腕骨横纹桡侧两筋之间
	手三里	曲池下2寸，曲池穴与阳池穴连线上
	曲池	屈肘，当肘横纹外端凹陷中
	肩髃	肩峰前下方，举臂时呈凹陷处
	天鼎	胸锁乳突肌后缘，扶突穴下1寸
	扶突	平结喉，胸锁乳突肌腹中间
	迎香	鼻翼旁开0.5寸，鼻唇沟中
足阳明胃经	四白	目正视，瞳孔直下，当眶下孔凹陷中
	地仓	口角旁0.4寸
	大迎	下颌角前1.3寸骨陷中
	颊车	咀嚼时咬肌最高点
	下关	颧弓与下颌切迹之间的凹陷中，合口有孔，张口即闭
	巨髎	瞳孔直下，平鼻翼中点
	头维	额角发迹直上0.5寸

经络	穴名	位置
足阳明胃经	足三里	外膝眼下3寸，胫骨前嵴旁开1横指
	丰隆	外踝上8寸，胫骨前嵴旁开2寸
	内庭	第2、3跖关节前方
足太阴脾经	三阴交	内踝上3寸，胫骨内侧面后缘
	阴陵泉	胫骨内侧髁下缘凹陷中
	血海	髌骨内上方2寸处
手少阴心经	神门	腕横纹尺侧端，尺侧腕屈肌腱的桡侧凹陷中
足太阳膀胱经	睛明	目内眦旁0.1寸
	攒竹	眉头凹陷中
	天柱	哑门旁开1.3寸（哑门位于头正中线，入后发际0.5寸）
	玉枕	后发际正中直上2.5寸，旁开1.3寸（脑户位于枕外隆凸上缘）
	大杼	第1胸椎棘突下旁开1.5寸
	风门	第2胸椎棘突下旁开1.5寸
	肺俞	第3胸椎棘突下旁开1.5寸
	心俞	第5胸椎棘突下，旁开1.5寸
	膈俞	第7胸椎棘突下，旁开1.5寸
	肝俞	第9胸椎棘突下，旁开1.5寸
	胆俞	第10胸椎棘突下，旁开1.5寸
	脾俞	第11胸椎棘突下，旁开1.5寸
	肾俞	第2腰椎棘突下，旁开1.5寸
	委中	腘窝横纹中央
	承山	腓肠肌两肌腹之间凹陷的顶端

续表

经络	穴名	位置
足太阳膀胱经	昆仑	外踝与跟腱之间
手太阳小肠经	后溪	第5掌指关节尺侧后方
	秉风	肩胛骨冈上窝
	肩外俞	第1胸椎棘突下旁开3寸
	肩中俞	大椎穴（第7颈椎棘突下）旁开2寸
	天宗	肩胛骨冈下窝中央
	天窗	平结喉，胸锁乳突肌后缘
	天容	平下颌角，胸锁乳突肌前缘
	听宫	耳屏前，下颌骨髁状突的后缘
足少阴肾经	涌泉	屈足，足底前1/3与后2/3交点凹陷中
	太溪	内踝尖与跟腱间凹陷中
手厥阴心包经	内关	腕横纹上2寸，掌长肌腱与桡侧腕屈肌腱之间
	劳宫	握拳，中指尖端处
手少阳三焦经	外关	腕背横纹上2寸，桡骨与尺骨之间。
	臑会	三角肌后下缘与肱骨交界处
	翳风	下颌角至乳突连线中点，胸锁乳突肌前缘处
	中渚	手背，第4、5掌指关节后方
	角孙	折角，耳尖发际处
	耳门	耳屏上切迹前，下颌骨髁状突后缘陷中
	丝竹空	眉梢陷中
足少阳胆经	瞳子髎	目外眦旁0.5寸
	听会	耳屏间切迹前陷中

续表

经络	穴名	位置
足少阳胆经	上关	颧骨弓上缘
	阳白	眉中上1寸
	脑空	脑户旁2.25寸
	风池	平风府穴，胸锁乳突肌与斜方肌之间
	肩井	大椎穴与肩峰连线的中点
	环跳	股骨大转子与骶骨裂孔连线的外1/3与内2/3交界处
	风市	大腿外侧中间，腘横纹水平线上7寸（直立位，两手自然下垂，中指尖处）
	阳陵泉	腓骨小头前下方凹陷处
	光明	外踝尖上5寸，腓骨后缘
	悬钟	外踝尖上3寸，腓骨后缘
	侠溪	第4、5跖趾关节的前方
足厥阴肝经	太冲	足背，第1、2跖趾关节后方
任脉	神阙	肚脐正中
	气海	脐下1.5寸，前正中线
	关元	脐下3寸，前正中线
	中脘	脐下4寸，前正中线
	膻中	两乳间平第4肋间隙
	天突	胸骨上窝正中
	承浆	颏唇沟中点
督脉	大椎	第7颈椎棘突下
	长强	尾骨尖下0.5寸
	哑门	头正中线，入后发际0.5寸

续表

经络	穴名	位置
督脉	风府	头正中线，入后发际1寸
	百会	后发际正中直上7寸（后发际正中线与两耳连线的交点）
	上星	入前发际1寸，头正中线
	人中	人中沟上1/3与下2/3交点处
经外奇穴	太阳	眉梢与目外眦之间向后约1寸处凹陷中
	鱼腰	眉毛的中点
	印堂	两眉毛连线的中点
	四神聪	百会穴前、后、左、右各1寸处，四穴合称四神聪

附录二　全身常用穴位图

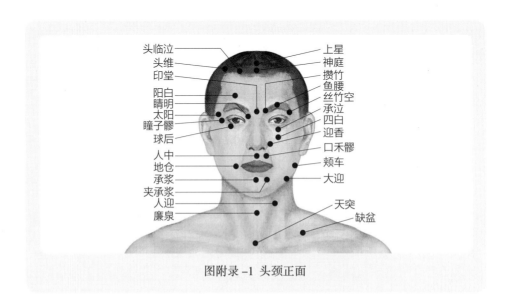

图附录-1　头颈正面

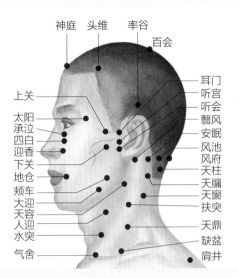

图附录 -2 头颈侧面

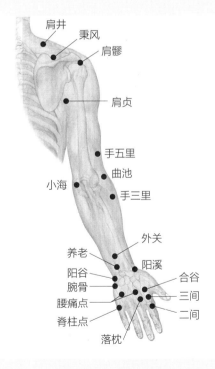

图附录 -3 上肢外侧面

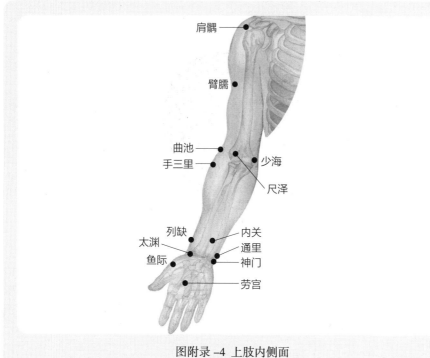

图附录 -4 上肢内侧面

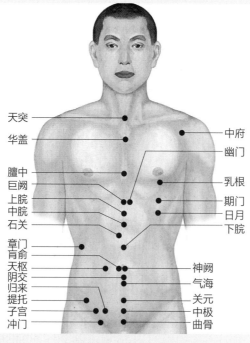

图附录 -5 躯干正面

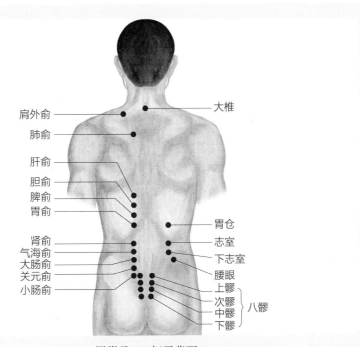

肩外俞
肺俞
肝俞
胆俞
脾俞
胃俞
肾俞
气海俞
大肠俞
关元俞
小肠俞

大椎
胃仓
志室
下志室
腰眼
上髎
次髎
中髎
下髎

八髎

图附录 –6　躯干背面

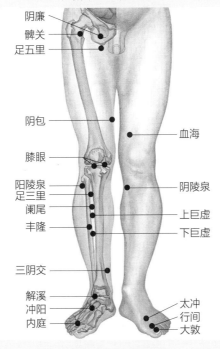

阴廉
髀关
足五里
阴包
膝眼
阳陵泉
足三里
阑尾
丰隆
三阴交
解溪
冲阳
内庭

血海
阴陵泉
上巨虚
下巨虚
太冲
行间
大敦

图附录 –7　下肢正面

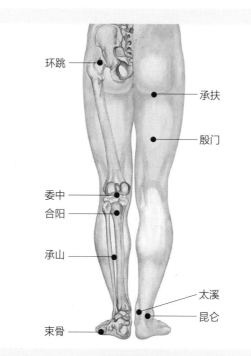

图附录 -8 下肢后面

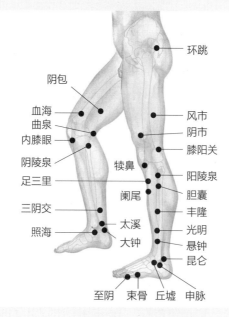

图附录 -9 下肢侧面

附录三　常用耳穴图

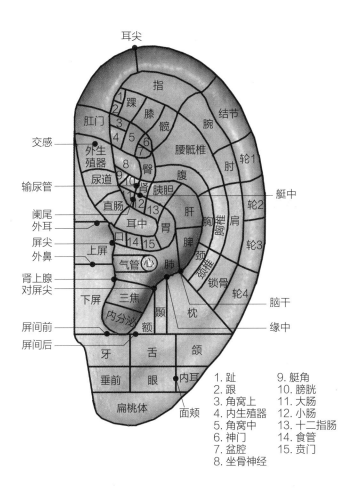

图附录 –10　常用耳穴图（正面）

1. 趾
2. 跟
3. 角窝上
4. 内生殖器
5. 角窝中
6. 神门
7. 盆腔
8. 坐骨神经
9. 艇角
10. 膀胱
11. 大肠
12. 小肠
13. 十二指肠
14. 食管
15. 贲门

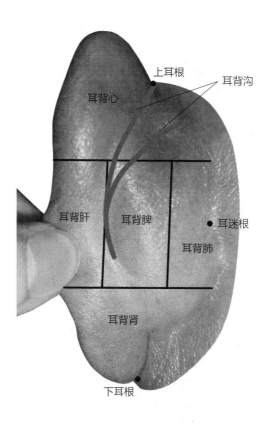

图附录 –11 常用耳穴图（背面）

附录四　人体足底反射区示意图

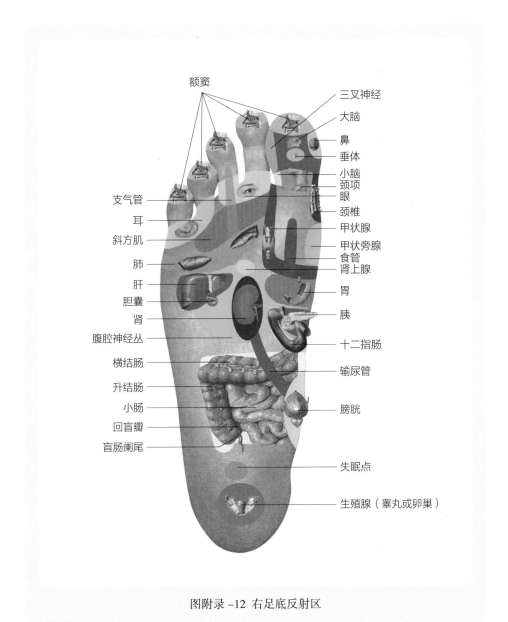

图附录 –12　右足底反射区

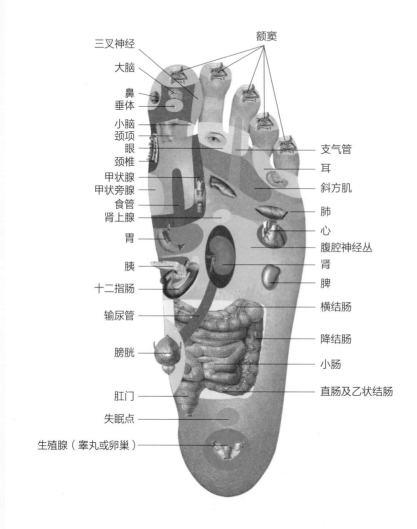

三叉神经

大脑

鼻

垂体

小脑

颈项

眼

颈椎

甲状腺

甲状旁腺

食管

肾上腺

胃

胰

十二指肠

输尿管

膀胱

肛门

失眠点

生殖腺（睾丸或卵巢）

额窦

支气管

耳

斜方肌

肺

心

腹腔神经丛

肾

脾

横结肠

降结肠

小肠

直肠及乙状结肠

图附录 –13 左足底反射区

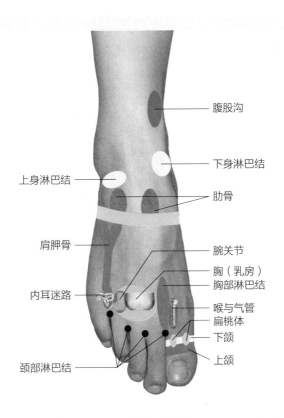

图附录 -14 足背反射区

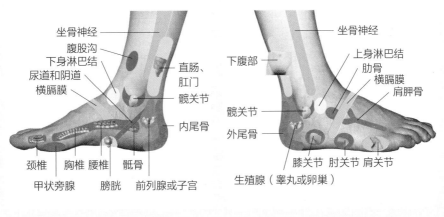

图附录 -15 足内侧反射区　　　　图附录 -16 足外侧反射区

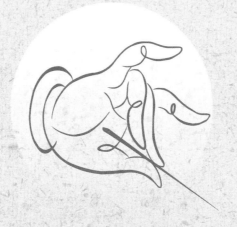

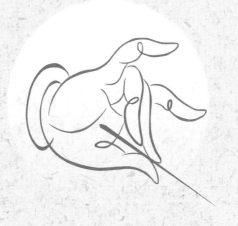

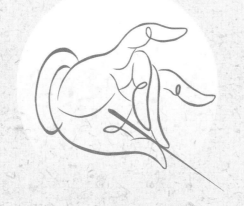